こども健康ずかん

すくすく育つ（そだ）

監修：順天堂大学大学院教授 大津一義

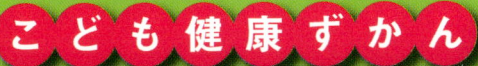

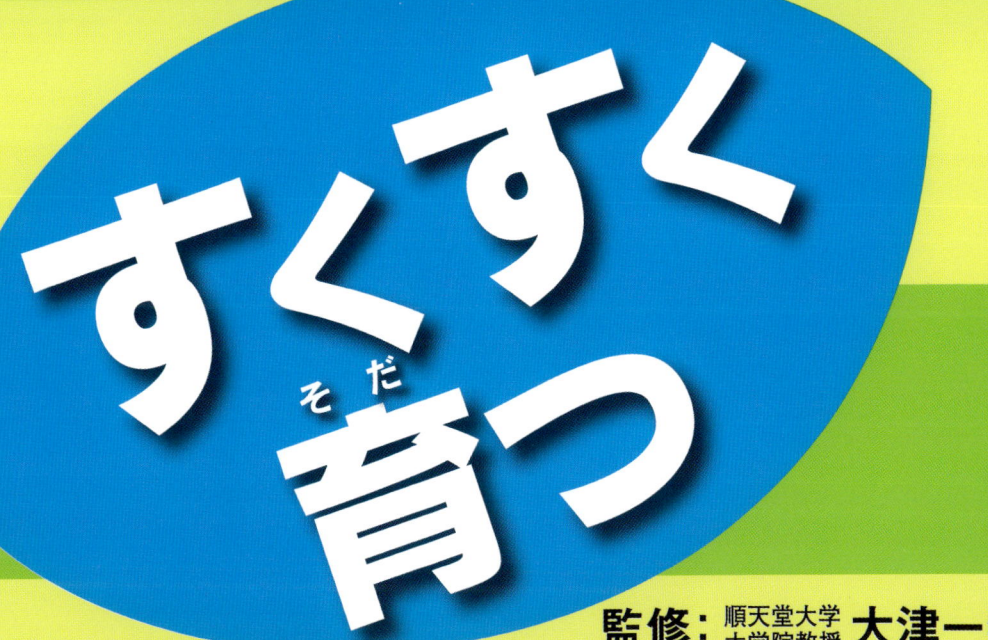

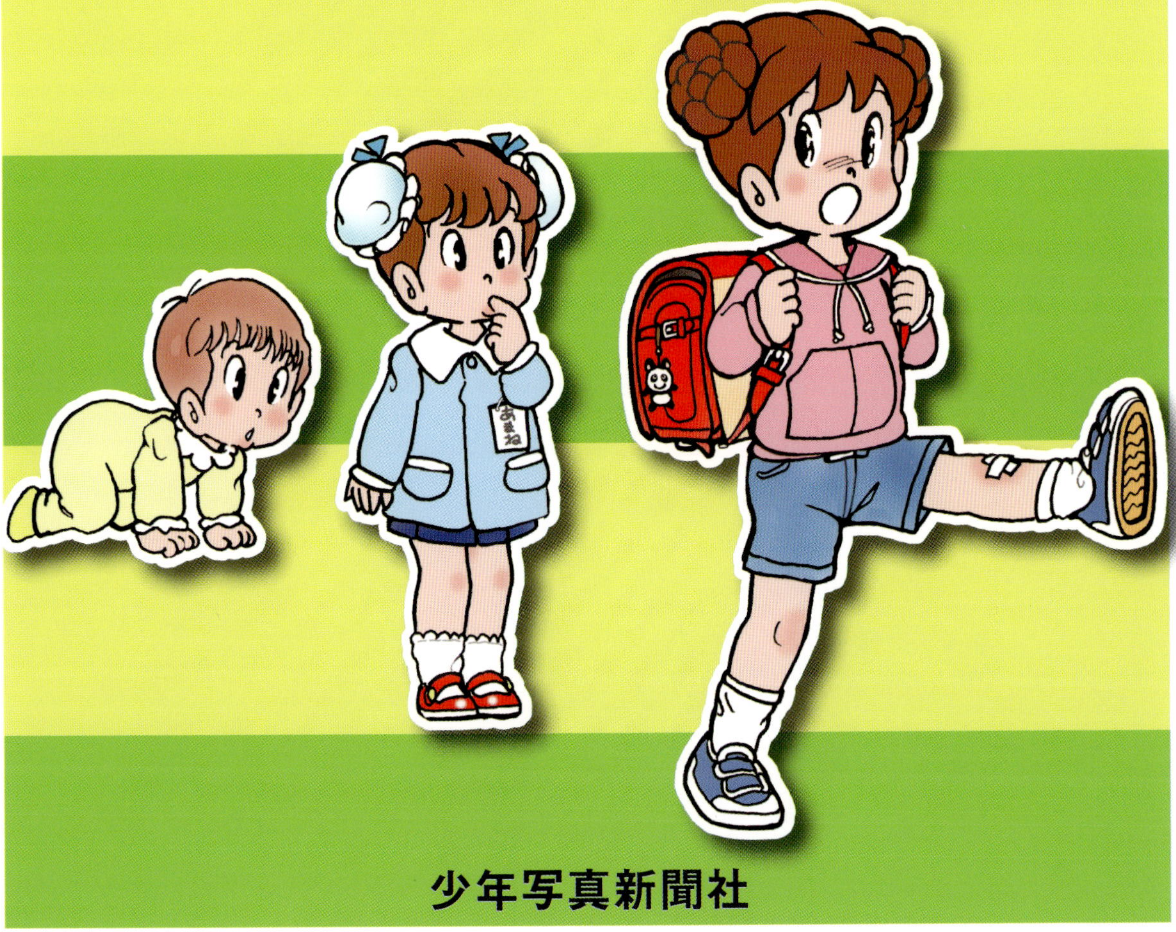

少年写真新聞社

もくじ

あまねちゃんの成長記録(せいちょうきろく)・・・・・・・・・・・・・・・・・・・ 8

大(おお)きくなるためには・・・・・・・・・・・・・・・・・・・・・ 10

大(おお)きくなるためのポイント① 〜よく動(うご)く〜・・・・・・・ 12

いろいろなスポーツ障害(しょうがい)・・・・・・・・・・・・・・・・・ 14

大(おお)きくなるためのポイント② 〜よく食(た)べる〜・・・・・ 16

大(おお)きくなるためのポイント③ 〜よくねむる〜・・・・・ 20

骨(ほね)・・・・・・・・・・・・・・・・・・・・・・・・・・・・・・・・・・・ 22

筋肉(きんにく)・・・・・・・・・・・・・・・・・・・・・・・・・・・・・・ 24

変わり始める体･････････････････ 30
おとなに近づく体･････････････････ 32

心も変わり始める･････････････････ 34
心の成長･････････････････････ 36
だれにだってある不安やなやみ････････ 38
子どもからおとなへ･････････････････ 40

すくすく記録シート･････････････ 44
あとがき･････････････････････ 46
さくいん･････････････････････ 47

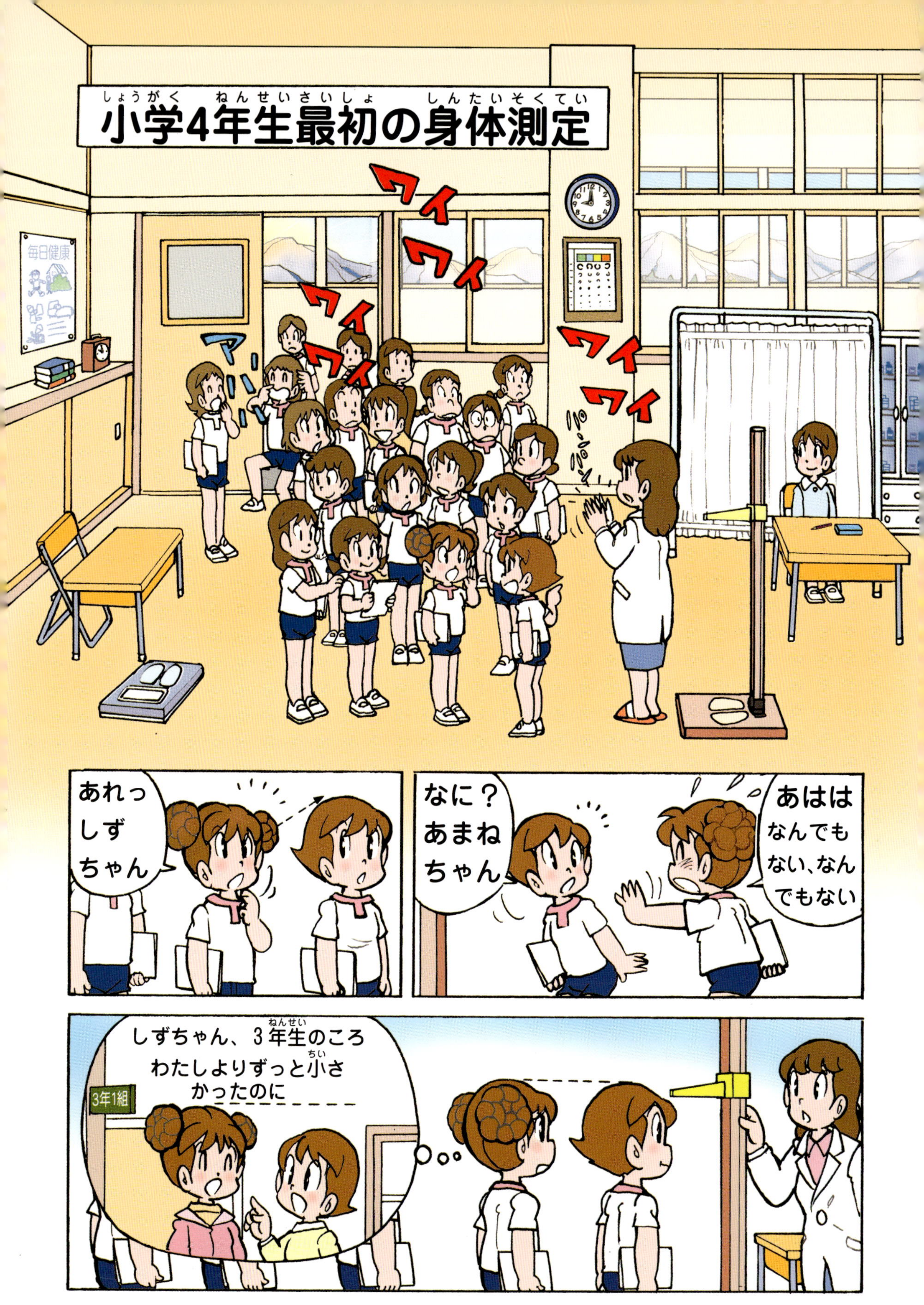

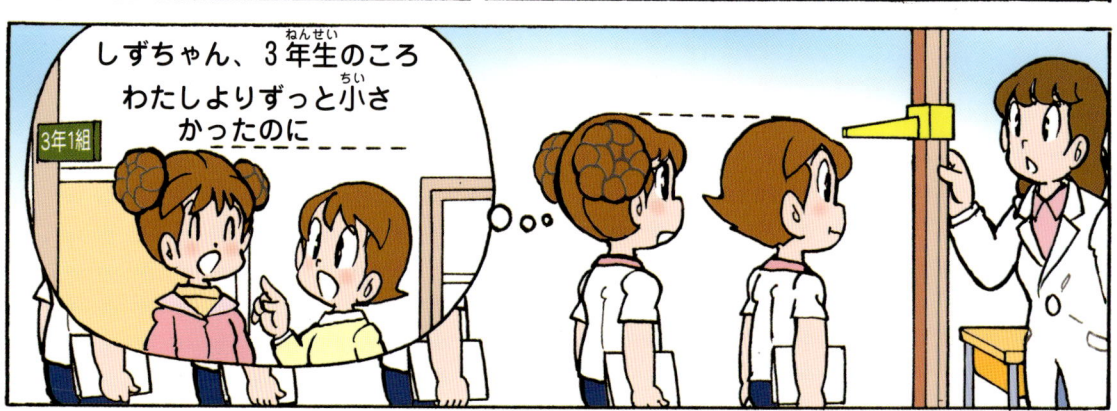

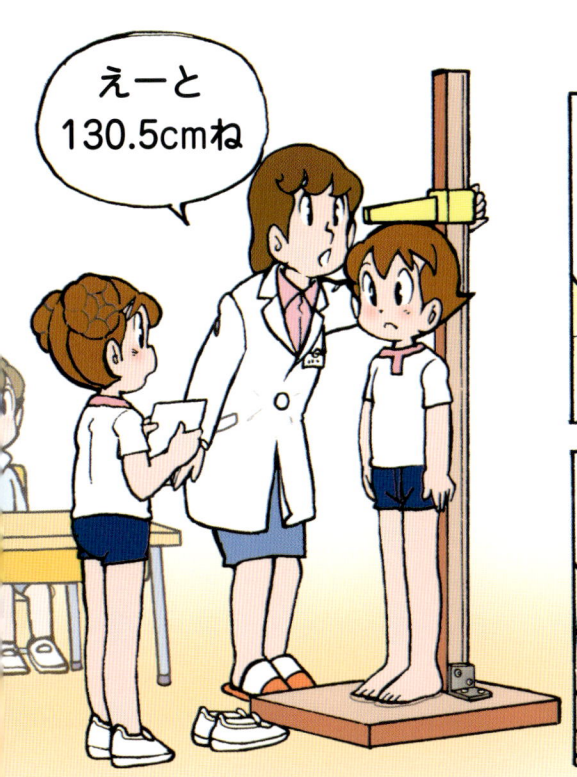
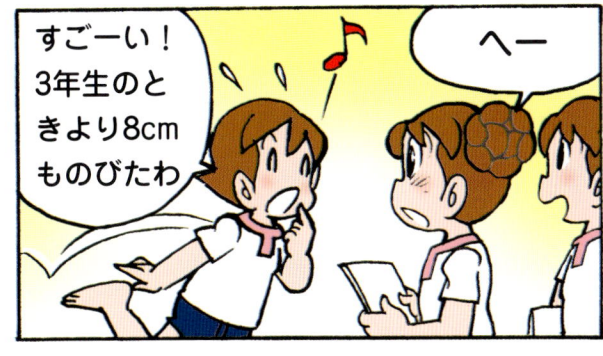
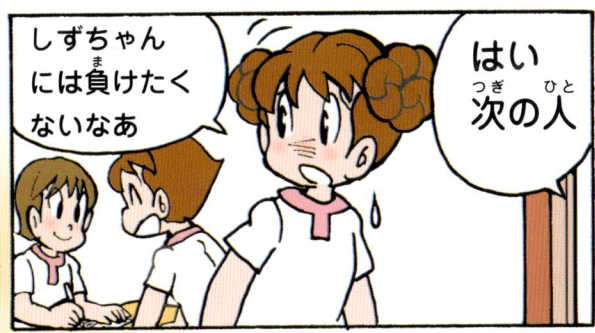
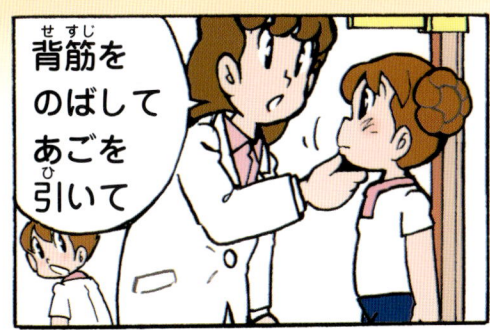
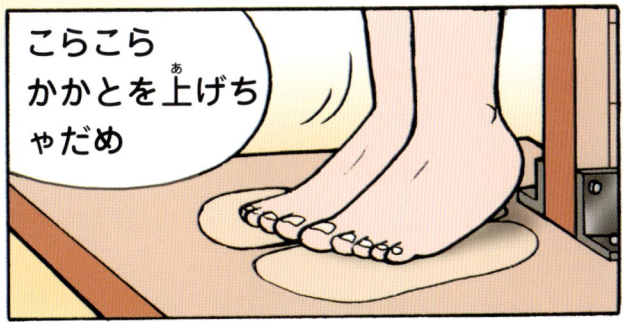
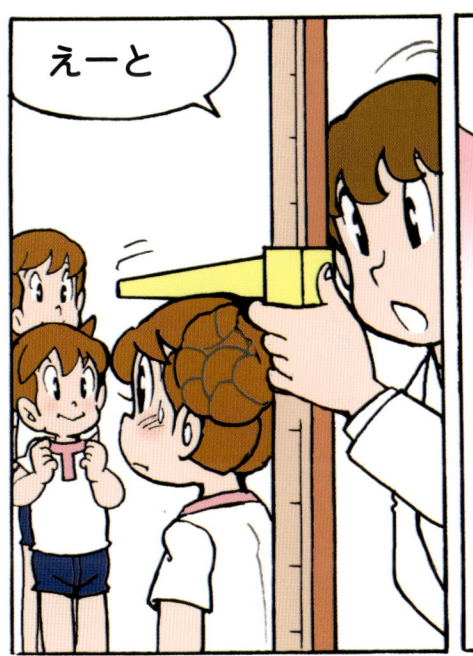
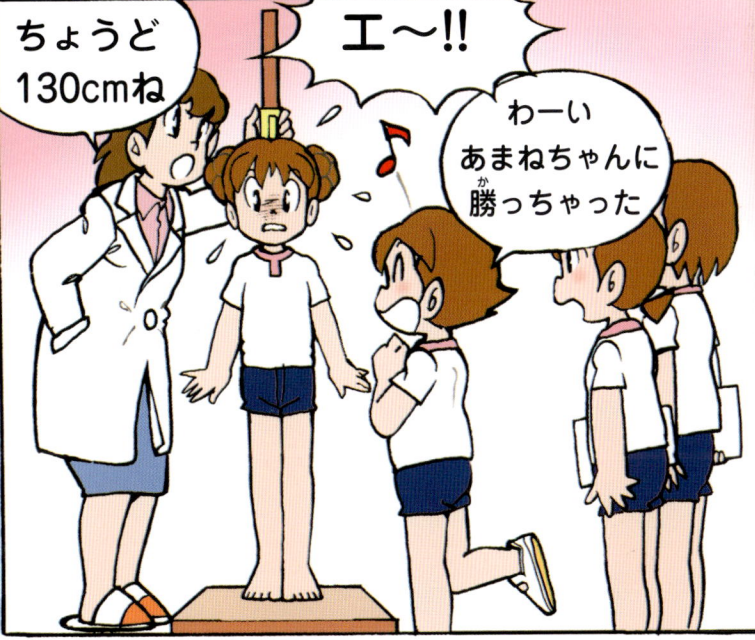

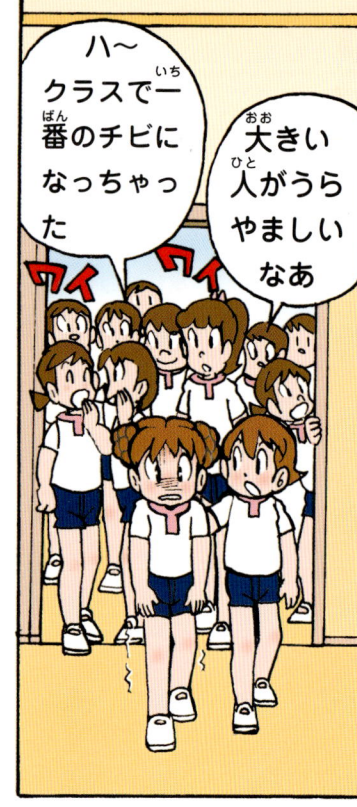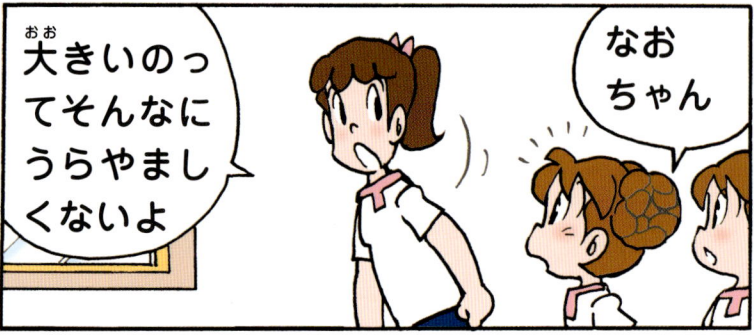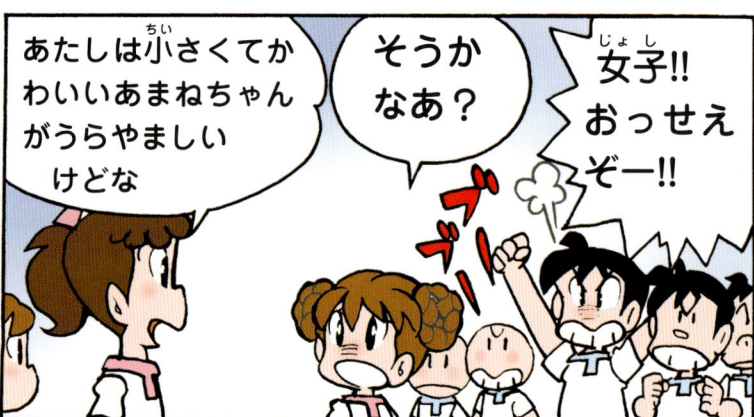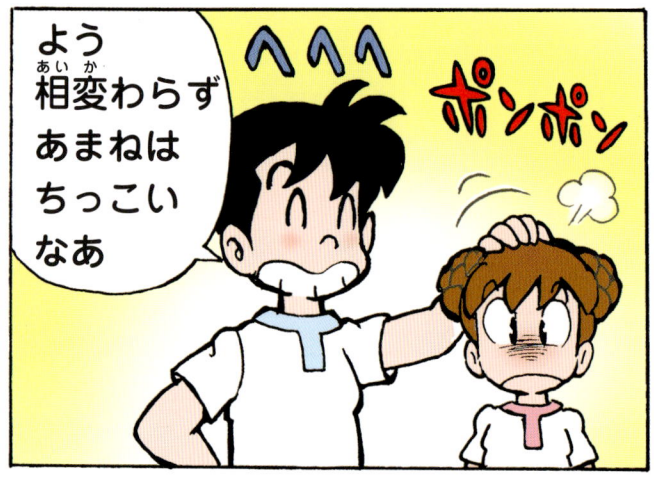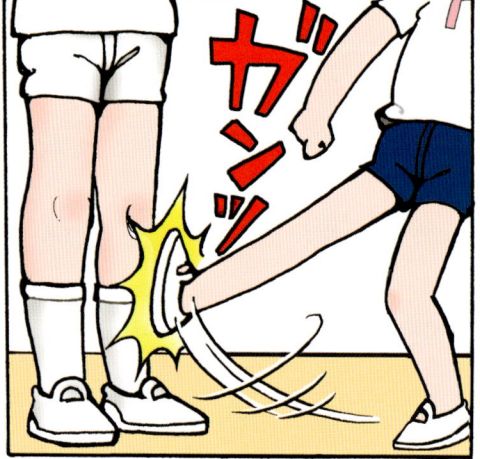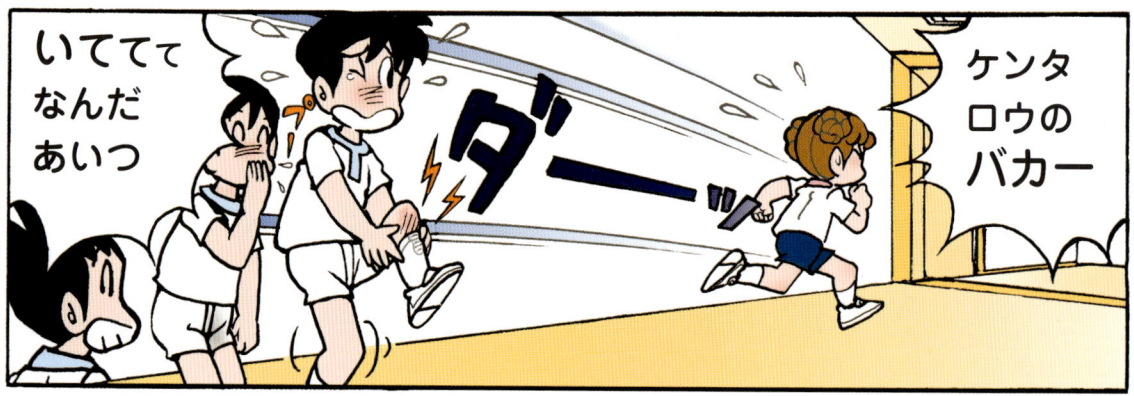

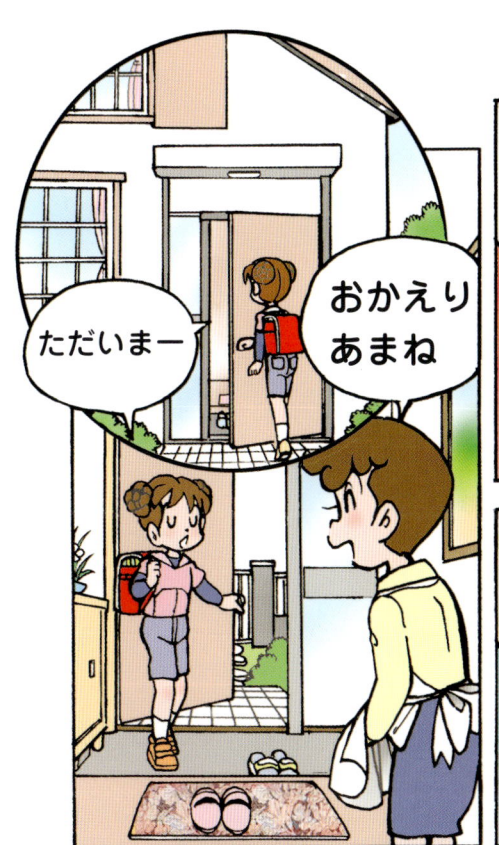
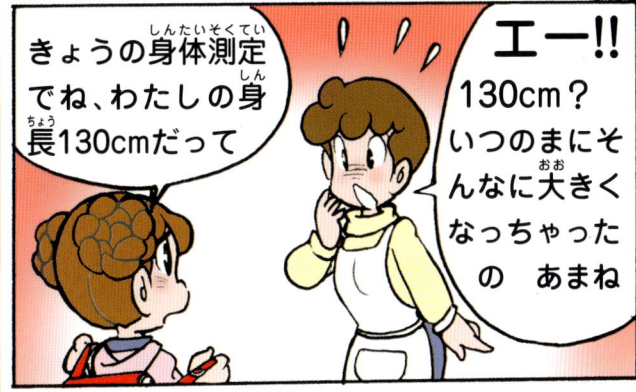
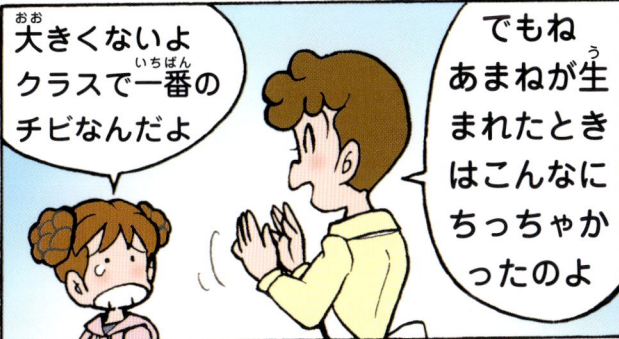
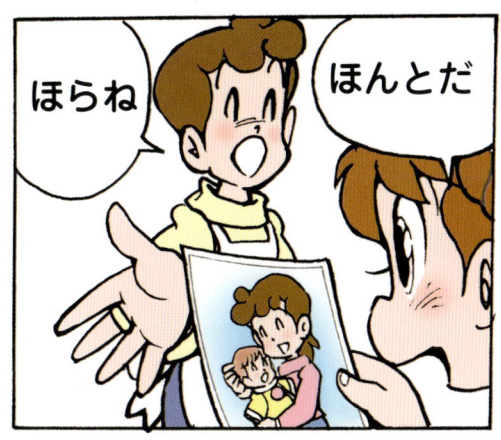
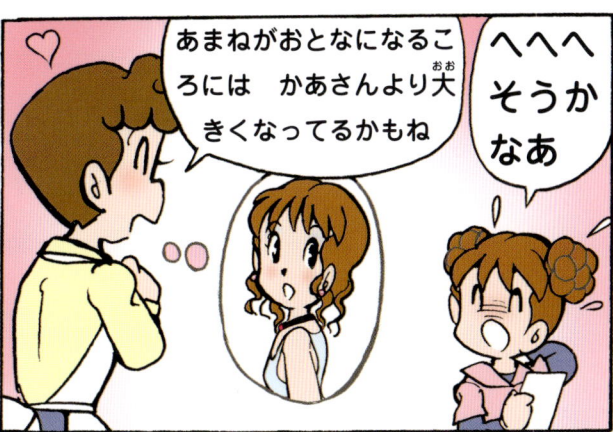
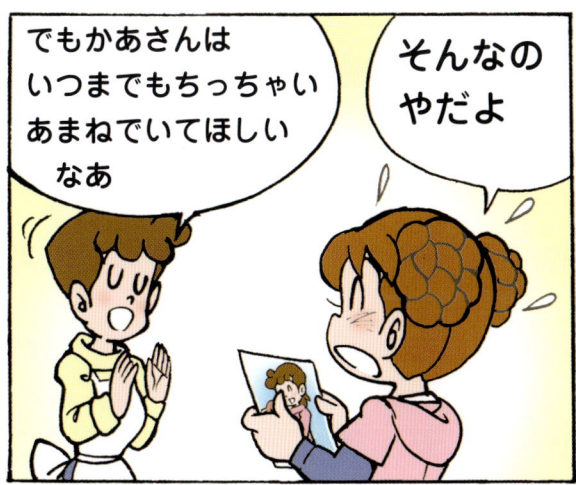
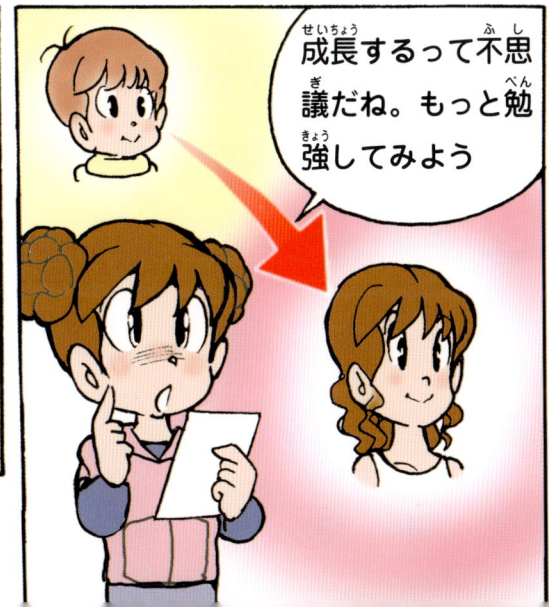

あまねちゃんの成長記録

あまねちゃんの成長記録を見てみよう！

　下の図は成長曲線といって、あまねちゃんが生まれてから現在までの身長と体重を、毎年記録してグラフにしたものです。赤ちゃんのころと比べてみると、どれだけ大きくなったかがよくわかりますね。

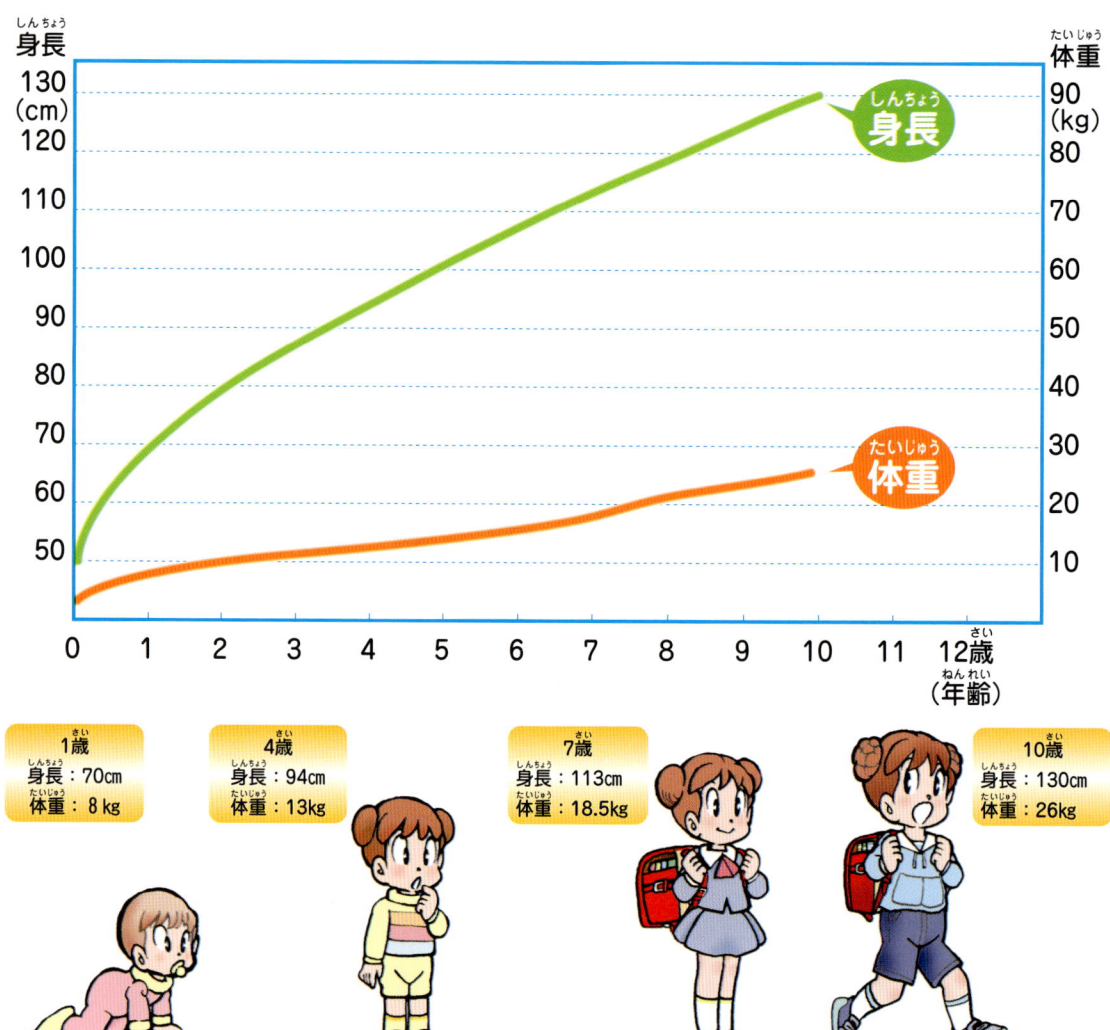

1歳
身長：70cm
体重：8 kg

4歳
身長：94cm
体重：13kg

7歳
身長：113cm
体重：18.5kg

10歳
身長：130cm
体重：26kg

成長する時期は人それぞれ

おうちの人にお願いして母子手帳を見せてもらうと、自分の成長曲線を見ることができます。ただ、一人ひとりの顔がちがうように、背がのびたり体重が増えたりする時期は人それぞれです。友だちと比べて心配しなくてもだいじょうぶです。

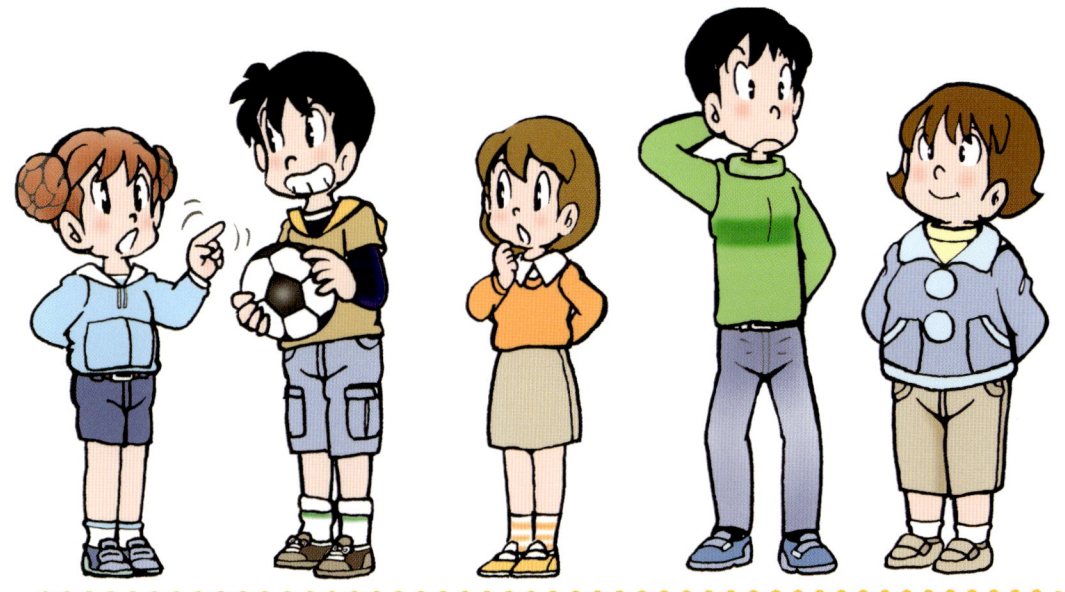

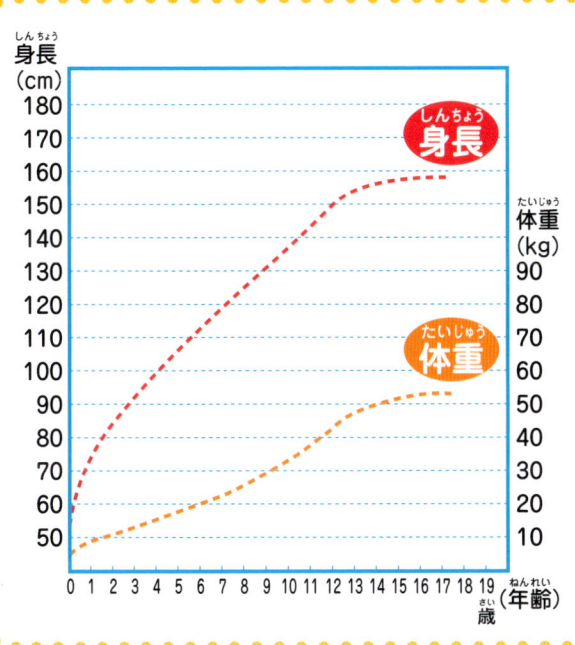

成長曲線にはスパートが2回

生まれて1年間で身長は1.5倍、体重は3倍に増加します（第1のスパート）。9歳半から身長が大きくのび始め、半年おくれて体重も大きく増加し始めます（第2のスパート）。

適正体重の出し方

自分の適正体重を出してみましょう。

身長　　身長

□.□ m × □.□ m ×22＝ □ kg

大きくなるためには

成長の3つのポイント

ふだん、あまり深く考えないで、体を動かしたり、食べたり、ねむったりしていますが、こういった生活習慣は、実は体の成長に深くかかわっているのです。体が健康に育つためには、どんなふうに運動や食事、すいみんをとったらいいかを考えてみましょう。

よく動く

体をよく成長させるためには、よく体を動かしましょう。スポーツだけでなく、おうちのお手伝いもいい運動になります。

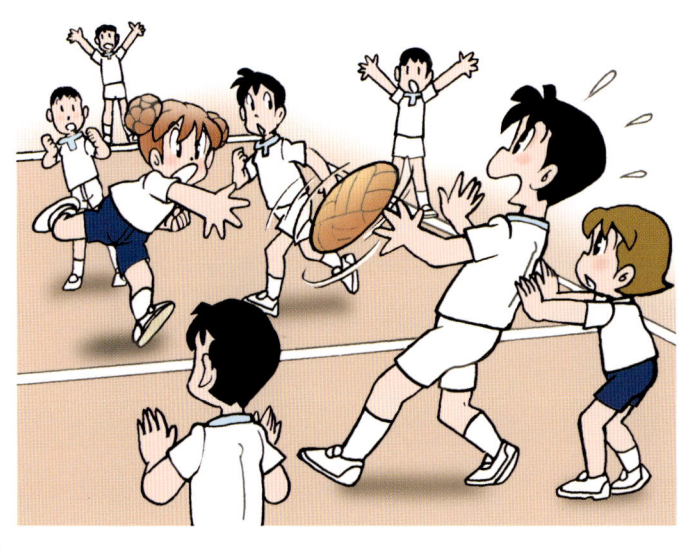

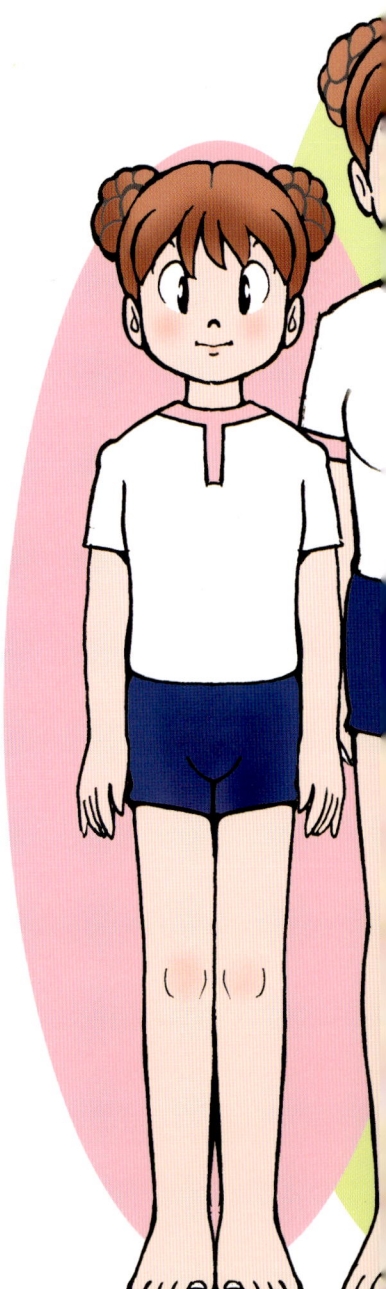

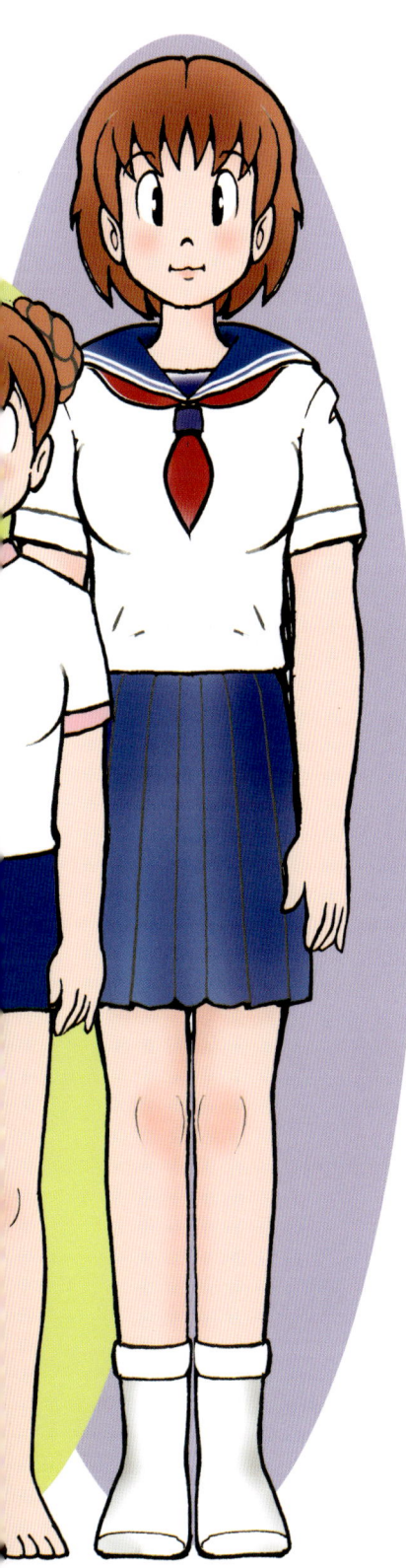

よく食べる

　体をよく成長させるためには、好ききらいをしないで、いろいろな食べ物をバランスよく食べるようにしましょう。

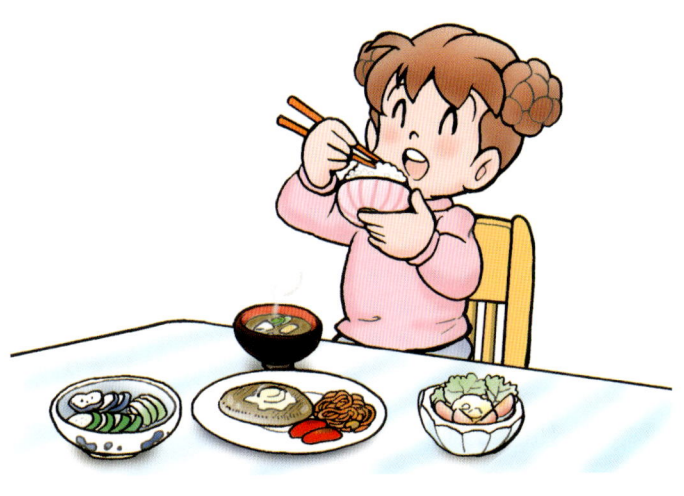

よくねむる

　体をよく成長させるためには、よくねむることが大切。早起き・早ねをして、規則正しいすいみんをとりましょう。

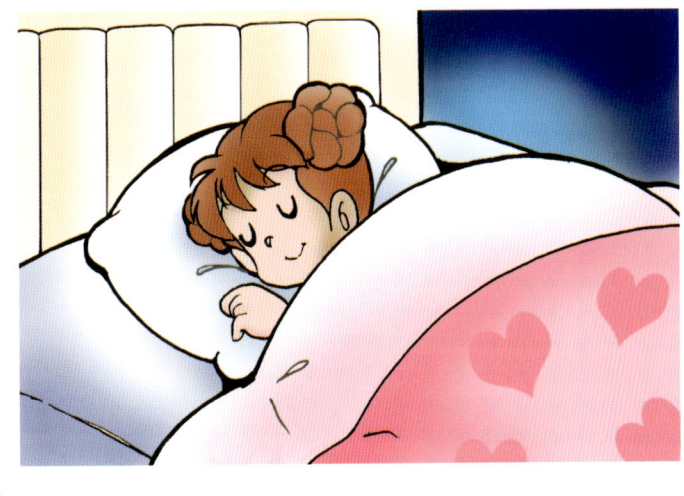

大きくなるためのポイント①
～よく動く～

運動と成長

よく運動をするとおなかがすいてよく食べられ、夜もよくねむれます。それだけでなく、たくさん体を動かすことで筋肉が発達し、筋肉がのびたり縮んだりすることで骨がより強くなります。体がすくすく成長するためには、運動することがとても大切なわけです。

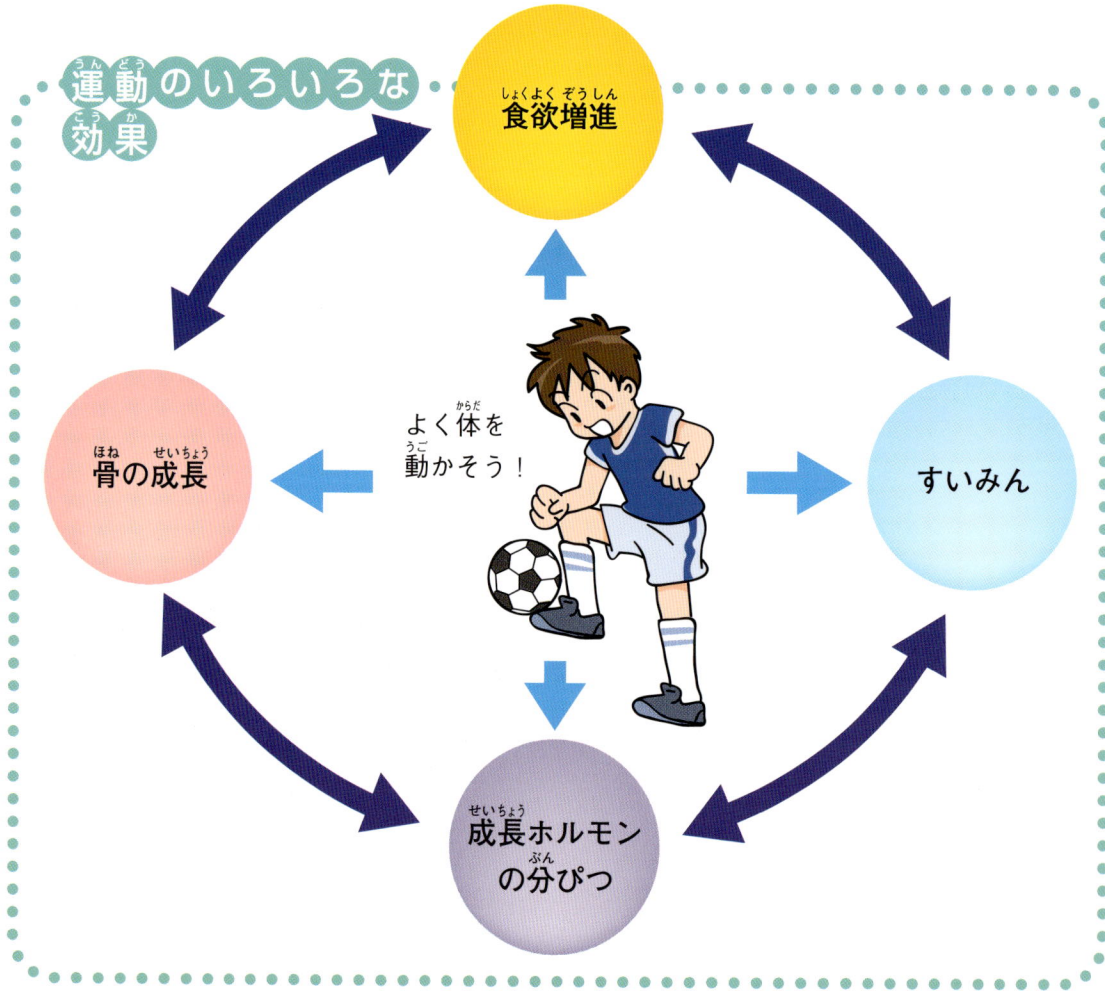

運動のいろいろな効果

成長ホルモンの分ぴつのために

　骨の成長には成長ホルモンがかかわっています。成長ホルモンは脳下垂体前葉というところから分ぴつされ、かん臓に働きかけて、骨を成長させる物質をつくります。この物質によって骨は成長します。成長ホルモンの分ぴつには、運動とすいみんが大きくえいきょうします。しっかり体を動かして、ぐっすりねることは、成長するために大切なことなのです。

「ねる子は育つ」と言われますが、成長ホルモンは、夜ねているときに多く分ぴつされます。

脳下垂体前葉
成長ホルモン
かん臓
骨の成長

運動をやりすぎると…

　体によいからといって、運動をやりすぎるのは、あまりよくありません。スポーツ障害になってしまうことがあるからです。スポーツ障害とは、無理な力がかかることで骨と骨をつなげる部分がちゃんと動かなくなったり、骨がうまく育たなくなったりすることです。

いろいろなスポーツ障害

シーバー病

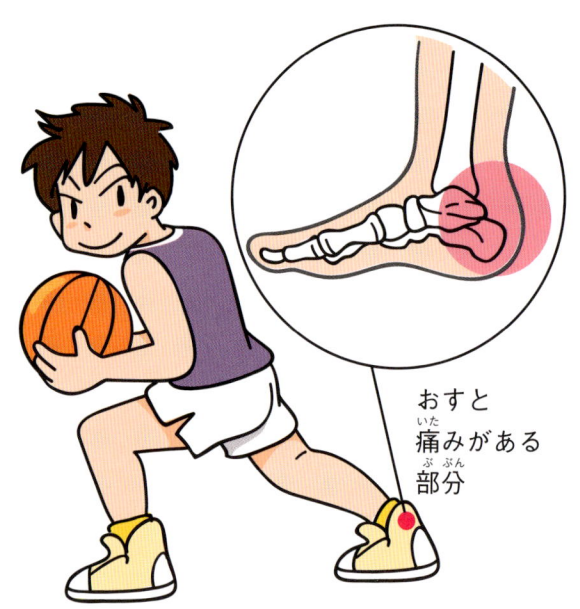

おすと痛みがある部分

かかとの骨の後ろ側が、ジーンと痛くなる病気です。走ったりジャンプしたり、足を使いすぎることが原因です。かかとのはしにあるやわらかい骨の部分に力がかかって、傷ついてしまうからです。

野球ひじ

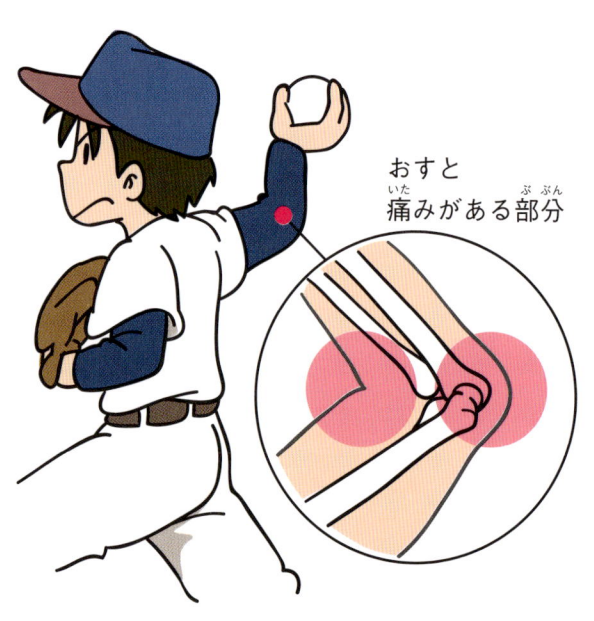

おすと痛みがある部分

野球の投手に多い故障です。ボールを投げたときやその後に、ひじがズキズキと痛くなります。投げるたびにひじの内側が引っ張られることで、関節の骨が傷ついてえんしょうを起こすからです。

リトルリーグショルダー

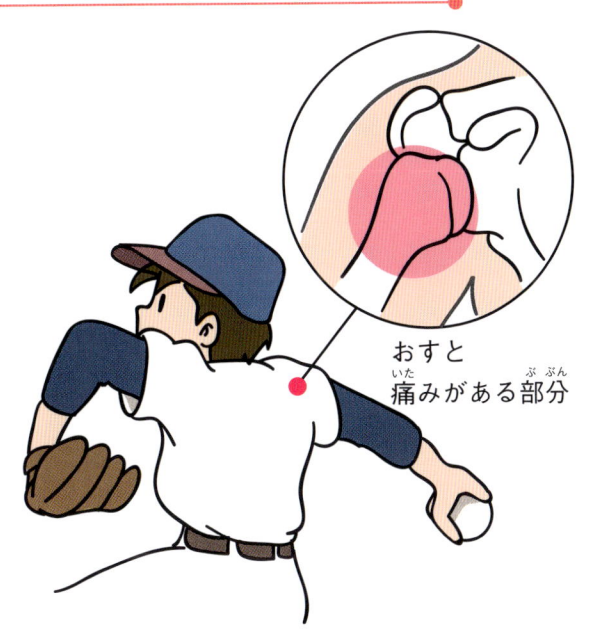

おすと痛みがある部分

　ボールを投げる動きをしたときに、かたの前側が痛くなります。骨が成長しているときに、うでを上げてふり下ろす運動をしすぎると、かたの骨のつなぎ目がねじれて、やわらかい骨が傷ついてしまいます。

オスグッド病

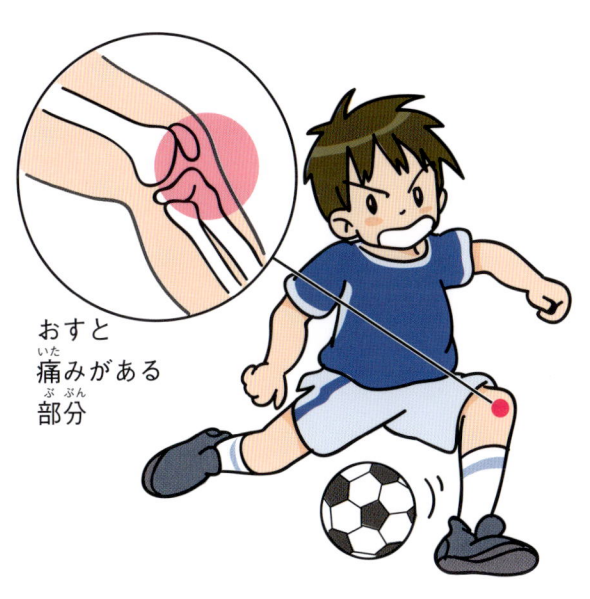

おすと痛みがある部分

　ひざの下の方にある少し出っ張った骨がもっと出っ張ってきて、はれたり痛んだりします。走る、とびはねる、けるといった、ひざを使うスポーツに多い病気です。成長しているひざの骨に、力がかかりすぎると起こります。

大きくなるためのポイント②
～よく食べる～

食事と成長

　食べ物の中には、体をつくったり、体をじょうぶにしたり、力を出したりするもとになる栄養がふくまれています。好ききらいをしないで、バランスよく食べましょう。特に成長している今、カルシウムをたくわえるために骨がどんどんのびています。体を動かすためになくてはならないカルシウムを、たっぷりとりましょう。

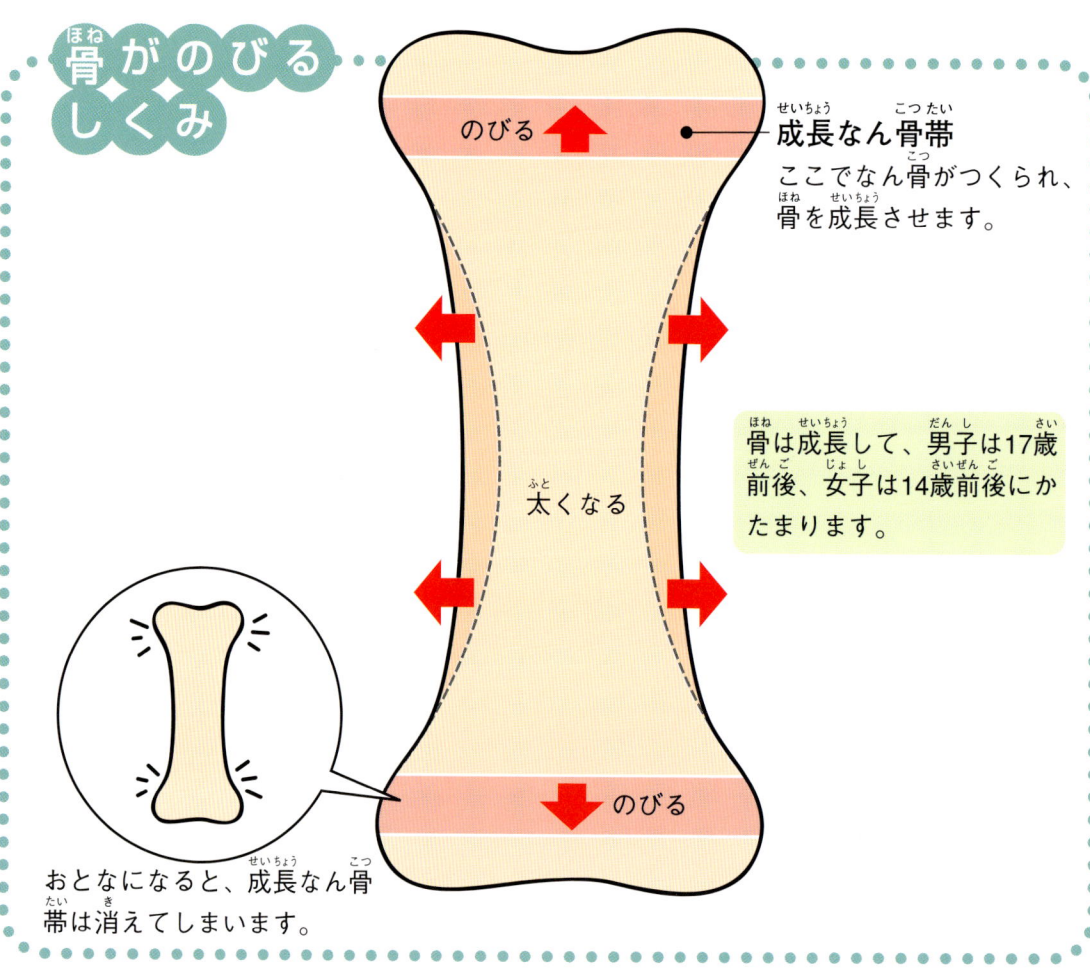

骨がのびるしくみ

のびる ← 成長なん骨帯
ここでなん骨がつくられ、骨を成長させます。

太くなる

骨は成長して、男子は17歳前後、女子は14歳前後にかたまります。

のびる

おとなになると、成長なん骨帯は消えてしまいます。

1日にとらなければいけない栄養は？

下の「食事バランスガイド」を見て、バランスよく食べられているかどうかをチェックしてみましょう。

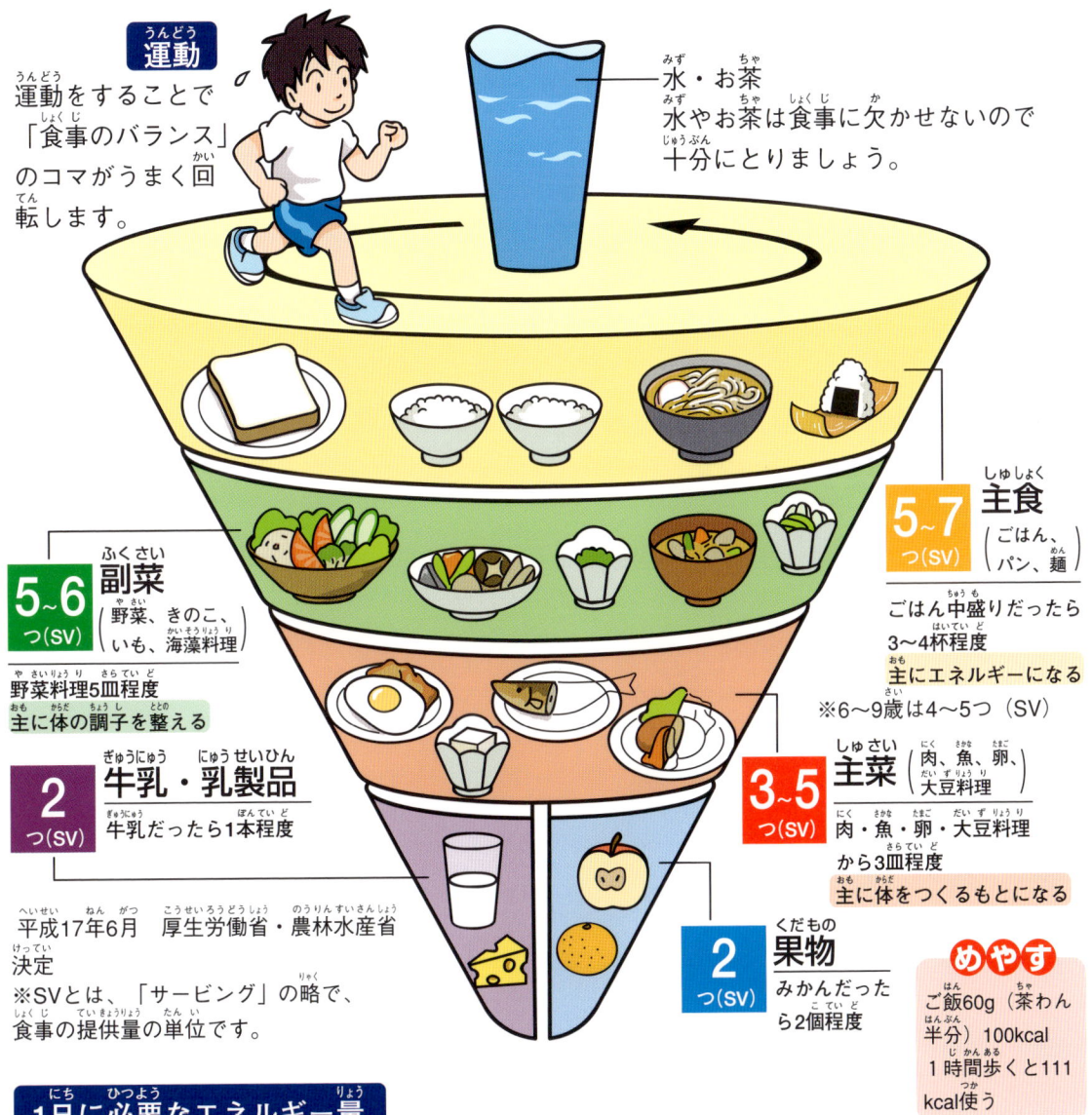

エネルギー(kcal)	主食	副菜	主菜	牛乳・乳製品	果物
6〜9歳 1600	4〜5つ	5〜6つ	3〜4つ	2つ	2つ
6〜9歳 1800	4〜5つ	5〜6つ	3〜4つ	2つ	2つ
10〜11歳 / 12〜17歳 2000	5〜7つ	5〜6つ	3〜5つ	2つ	2つ
10〜11歳 / 12〜17歳 2200	5〜7つ	5〜6つ	3〜5つ	2つ	2つ
12〜17歳 2400	5〜7つ	5〜6つ	3〜5つ	2つ	2つ

ただし10歳から11歳の女子でほとんどスポーツをしない場合は、6歳から9歳と同じ基準。また、より激しいスポーツをする場合は、その運動量に応じてエネルギーをとる必要があります。

将来、骨がすかすかになってしまうかも…!?

血液の中のカルシウムが足りなくなると、骨にたくわえられたカルシウムがとけて補じゅうされます。今のうちに、骨のカルシウムをたっぷりとたくわえておきましょう。カルシウムの貯金が足りないと、年をとってから骨がすかすかになって骨折しやすくなります。

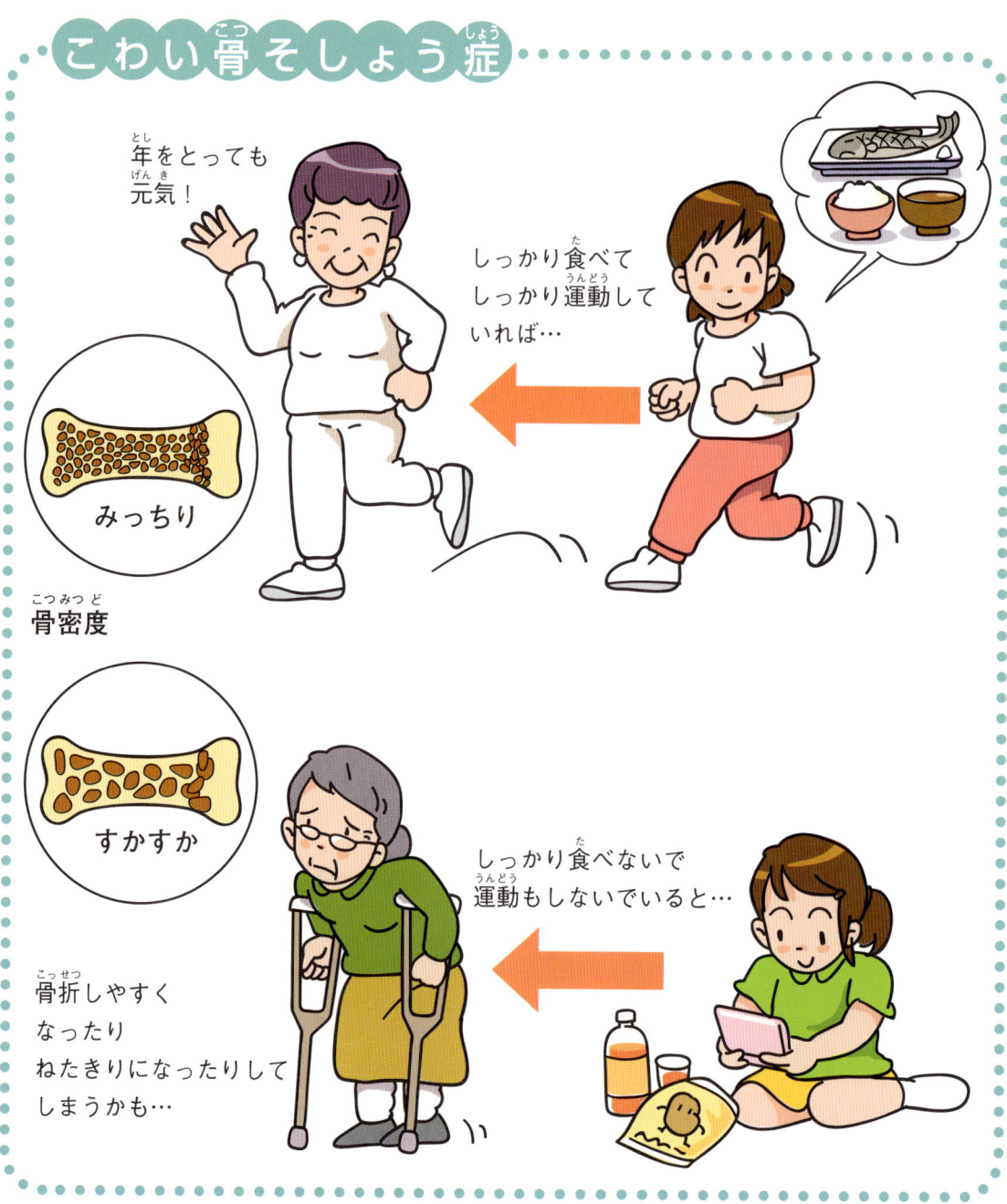

骨の成長にともなう痛み

　10歳から15歳ごろにかけては背がぐんぐんのび、それにつれて骨もどんどん大きくなります。背中、おなか、足などの筋肉がまだ力が弱くて骨の成長に追いつかないために、運動すると痛くなることがあります。これが、成長痛と呼ばれるものです。成長痛かどうかは、自分ではよくわかりません。お医者さんにみてもらいましょう。

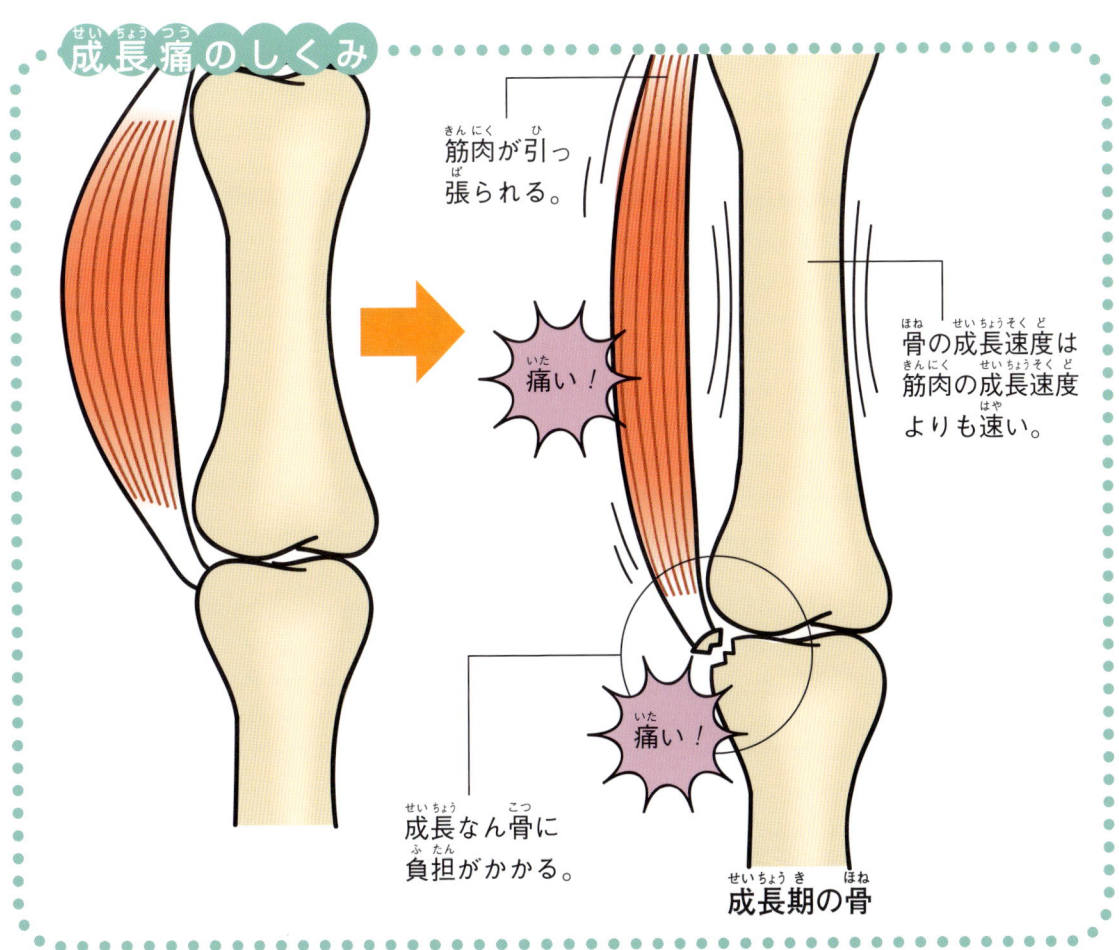

成長痛のしくみ

大きくなるためのポイント③
～よくねむる～

ねむりと成長

　みんなの体の中には、体内時計という目に見えない時計があります。この時計が夜、体をねむくさせ、朝になると目覚めさせてくれます。ぐっすりねむっている間に、脳が成長ホルモンをつくります。成長ホルモンには、体の成長をうながすという大切な役目があります。脳が成長ホルモンをたくさんつくるためには、規則正しいすいみんが大切です。（P.13参照）

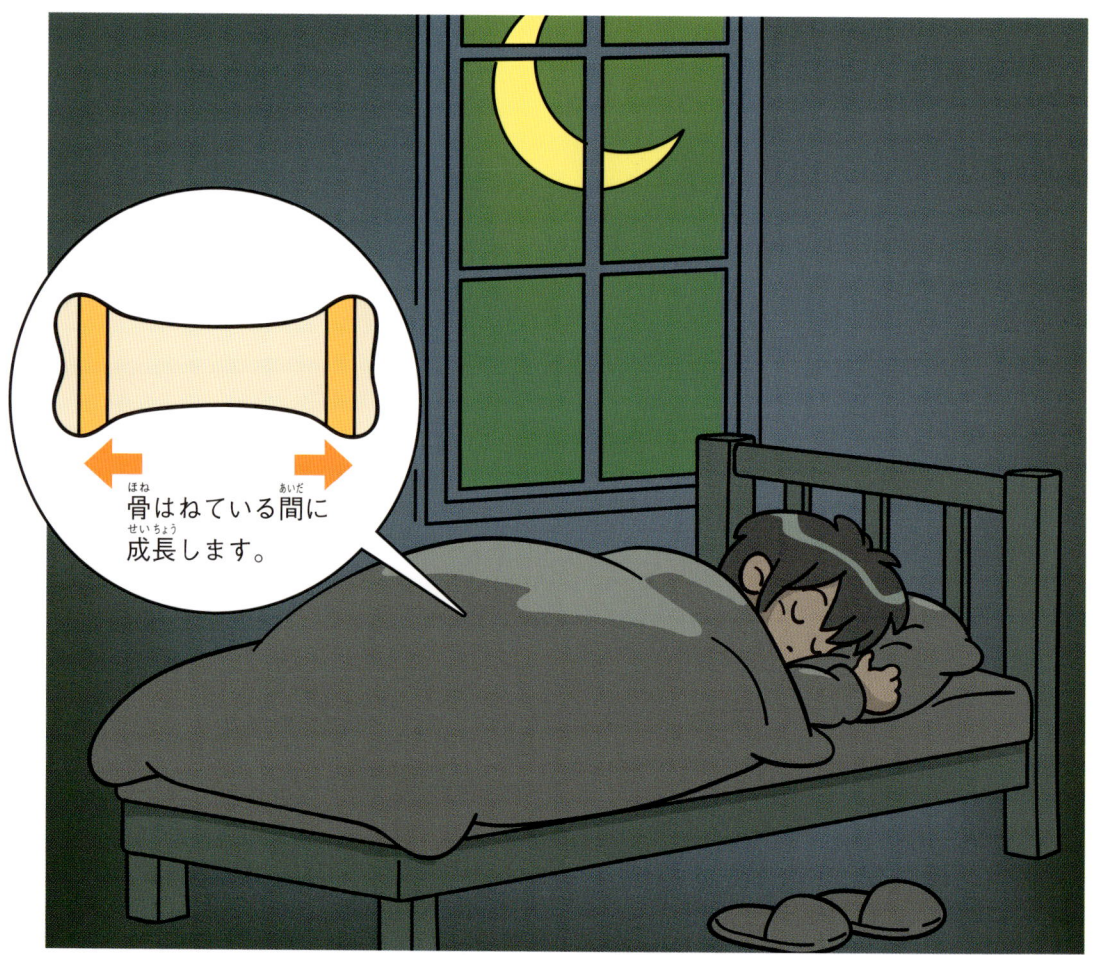

骨はねている間に成長します。

成長するために必要なすいみん時間は？

　みんなには9時間から10時間ぐらいのすいみん時間が必要ですが、外国の子どもに比べて日本の子どものすいみん時間がだんだん短くなっているそうです。夜ふかしをすると、朝スッキリと起きられず食欲も出ません。早起き早ねを心がけましょう。

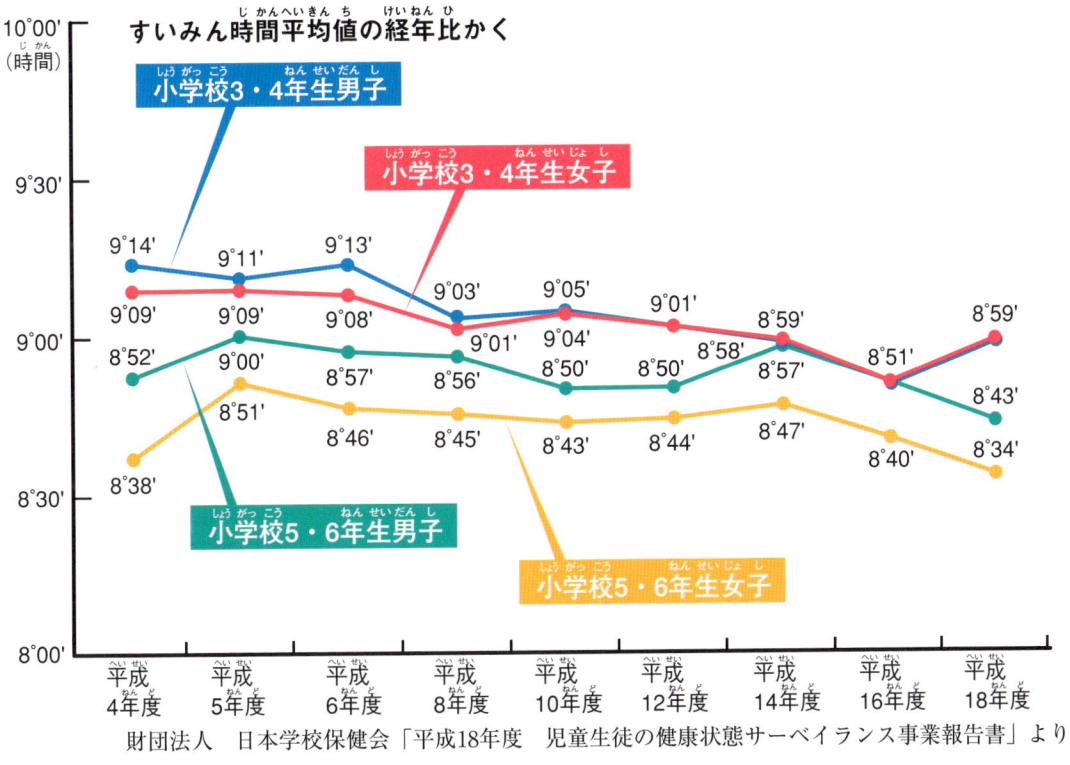

財団法人　日本学校保健会「平成18年度　児童生徒の健康状態サーベイランス事業報告書」より

昼ねの習慣

　スペインでは、シエスタという昼ねの時間があります。夜の方が気温が上がりね苦しくなるので、すずしい昼間のうちにねむっておくという習慣です。おとなも子どもも仕事場や学校からいったん家にもどり、昼食をとってから午後4時ごろまで休みます。昼ねをした分、夕食と夜ねる時間がおそくなります。

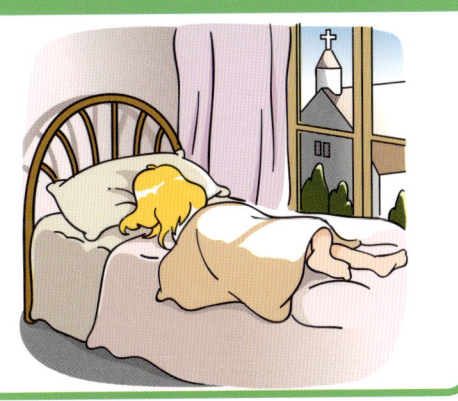

骨(ほね)

骨(ほね)のしくみと名前(なまえ)

人の体は、いろいろな大きさや形の200個余りの骨で形づくられています。それぞれの骨には体を支える、内臓や脳を守るなどという大切な役割があります。骨と骨がつながっているところが関節です。関節は、ちょうつがいのようなしくみやおわんにボールをはめたようなしくみなどで、手足や首、指などを曲げたり、ぐるぐる回したりすることができます。

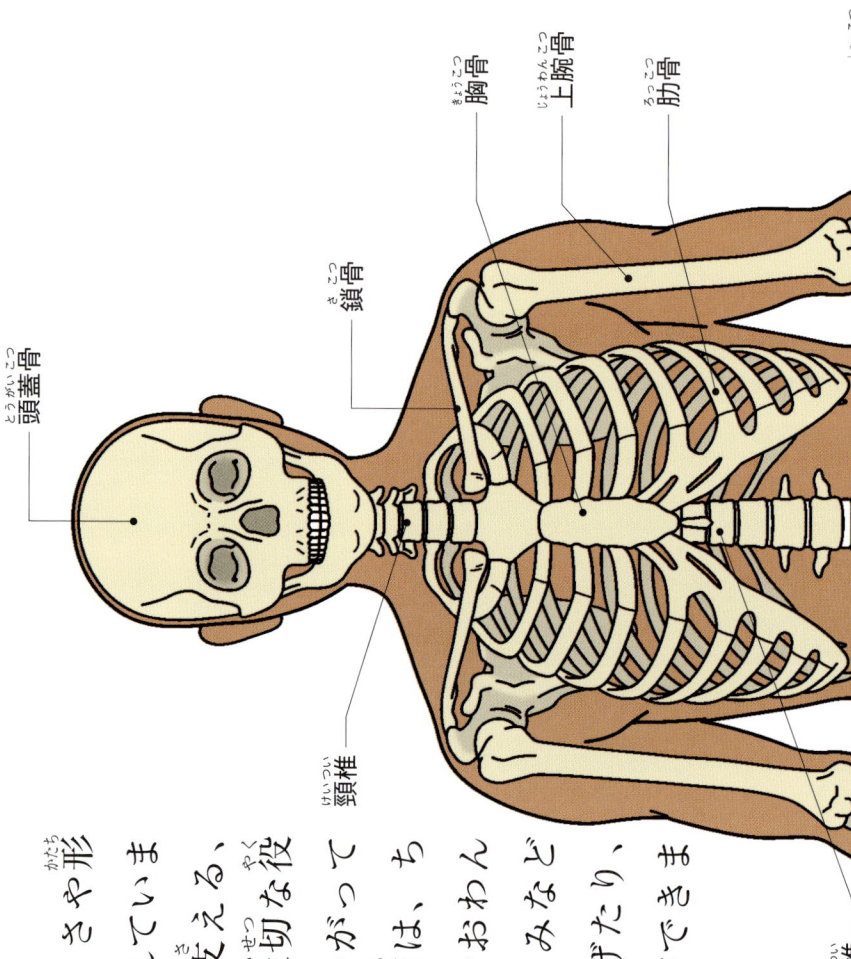

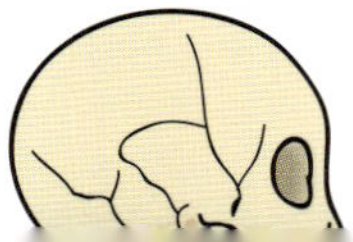

頭蓋骨(とうがいこつ)
鎖骨(さこつ)
胸骨(きょうこつ)
上腕骨(じょうわんこつ)
肋骨(ろっこつ)
尺骨(しゃっこつ)
頸椎(けいつい)
胸椎(きょうつい)

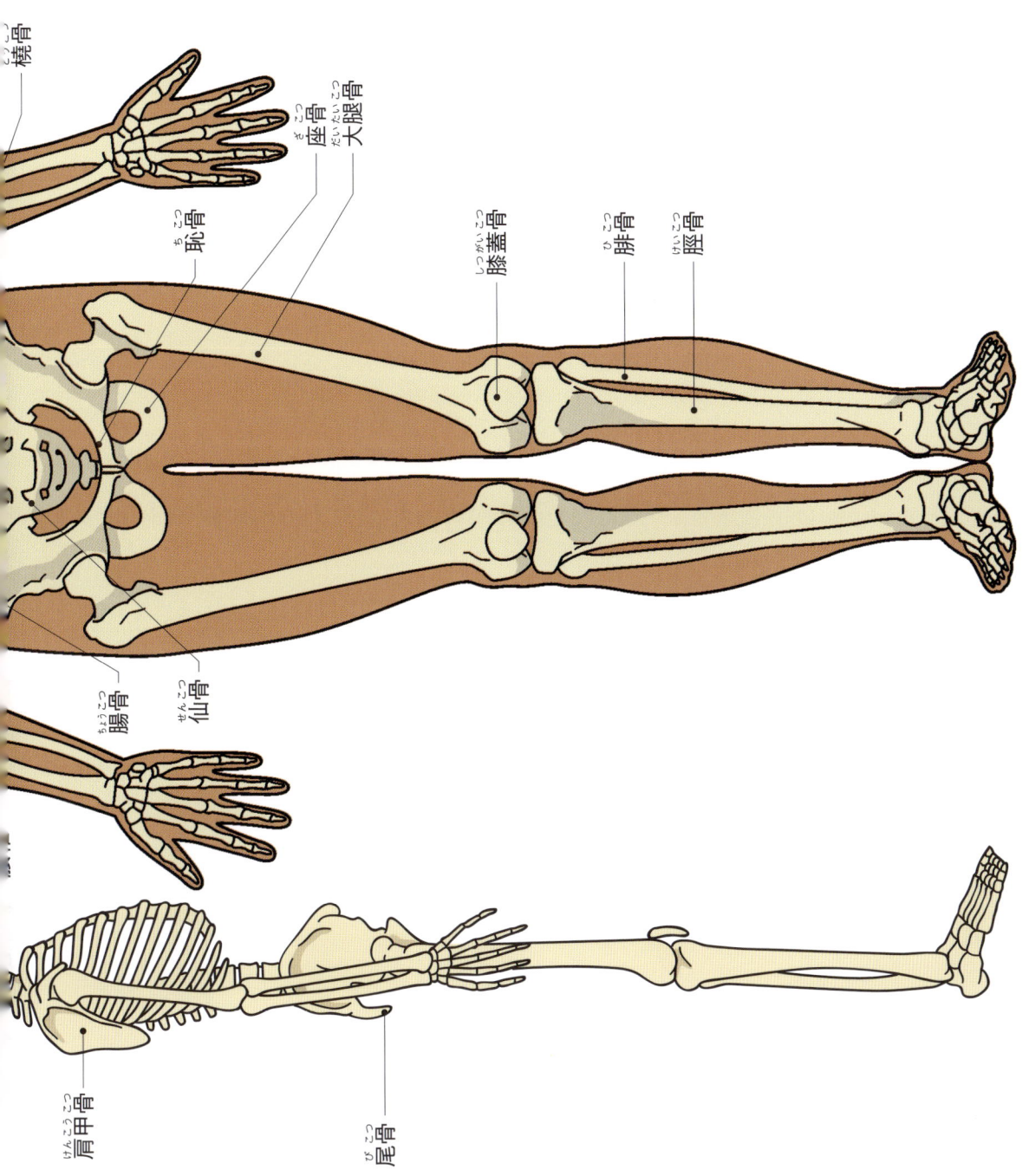

筋肉

筋肉のしくみと名前 前

筋肉はさまざまな大きさや形をしていて、のび縮みすることで体を動かしています。物を持ち上げたり歩いたり走ったりというように体を動かすだけではありません。肺で呼吸をしたり食べ物を胃から腸、こう門へと運んだりします。心臓がドキドキと動いているのも、筋肉のおかげです。

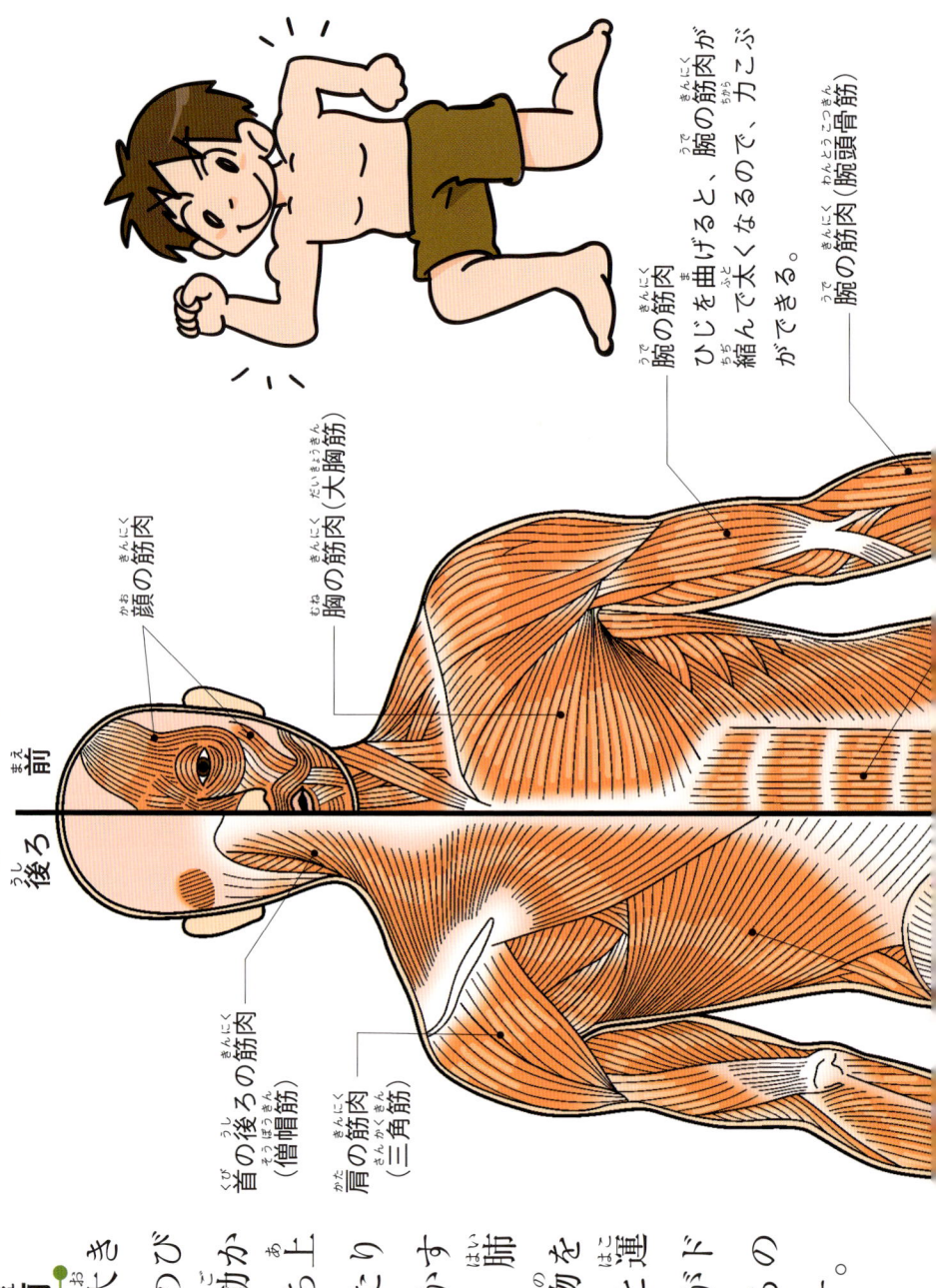

顔の筋肉

胸の筋肉（大胸筋）

首の後ろの筋肉（僧帽筋）

肩の筋肉（三角筋）

腕の筋肉
ひじを曲げると、腕の筋肉が縮んで太くなるので、力こぶができる。

腕の筋肉（腕頭骨筋）

前

後ろ

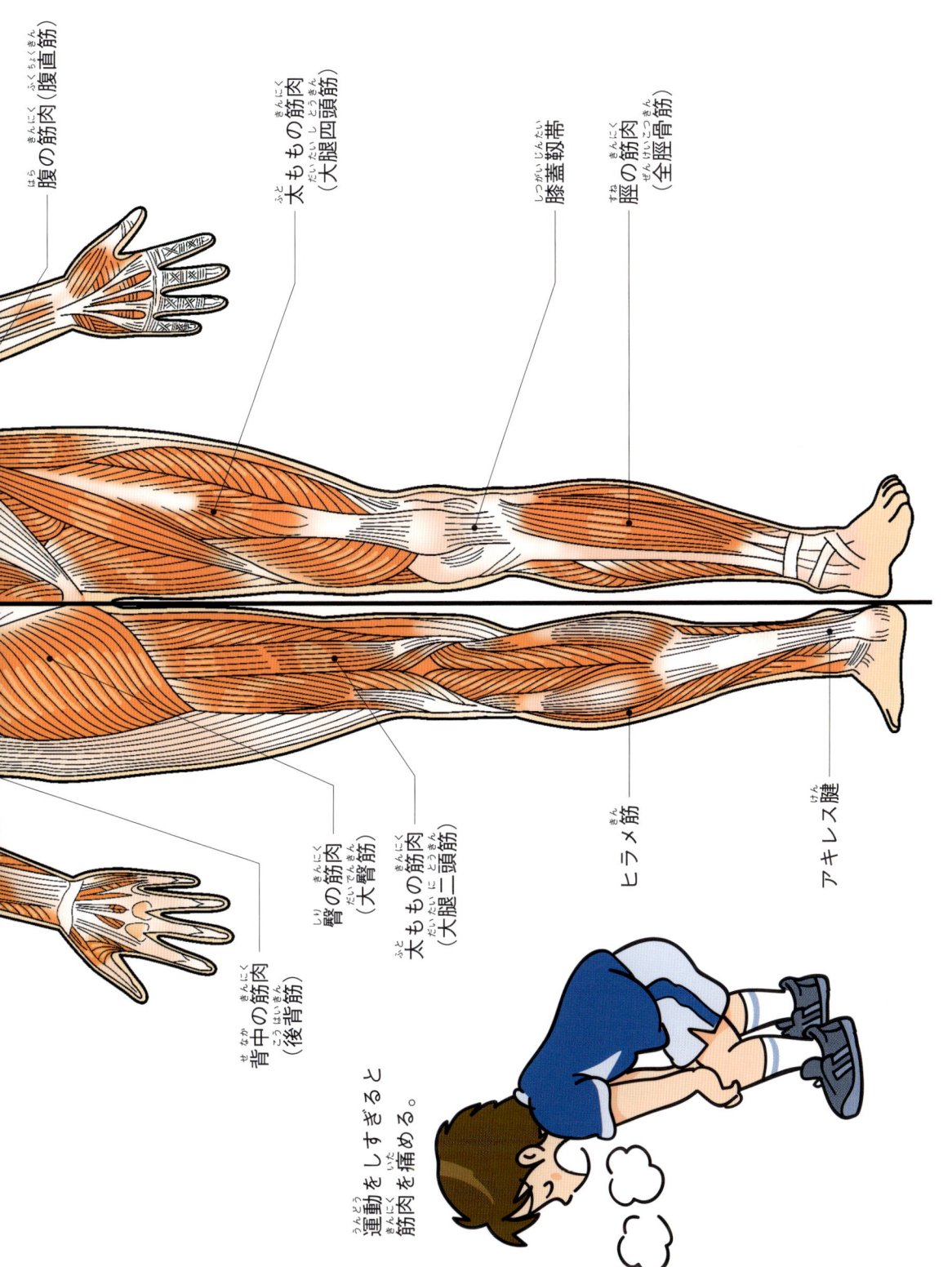

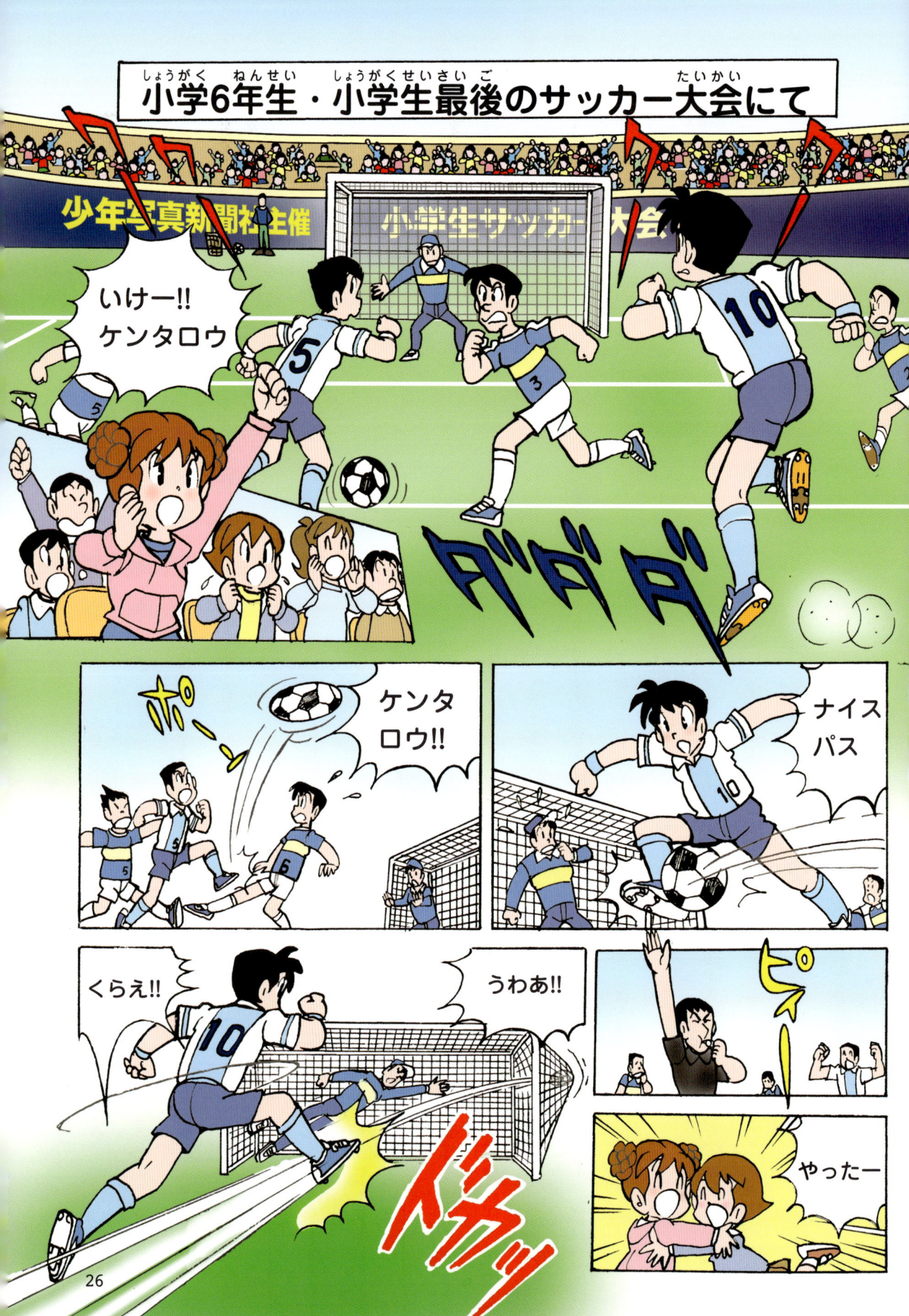

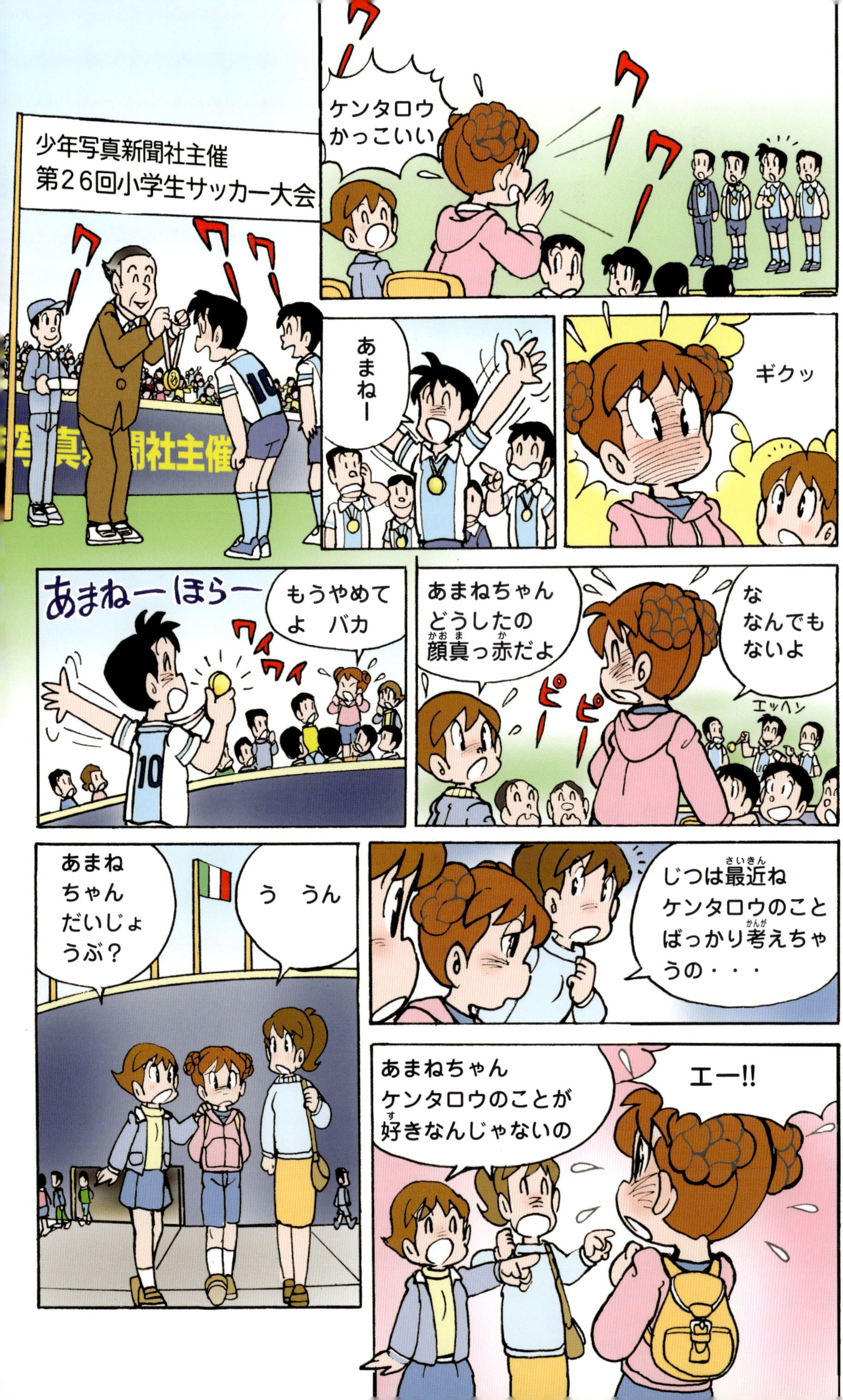

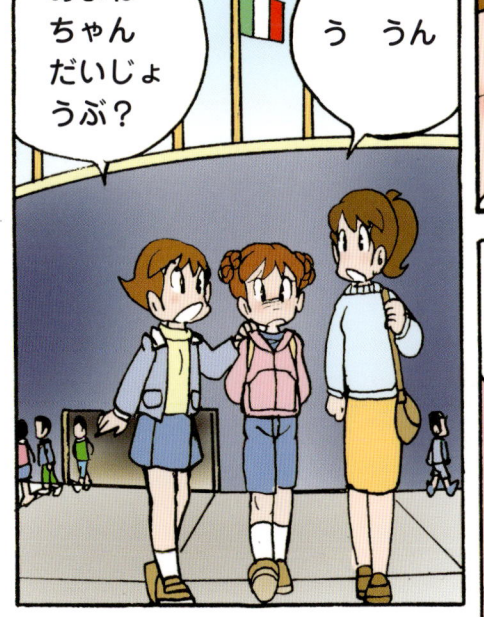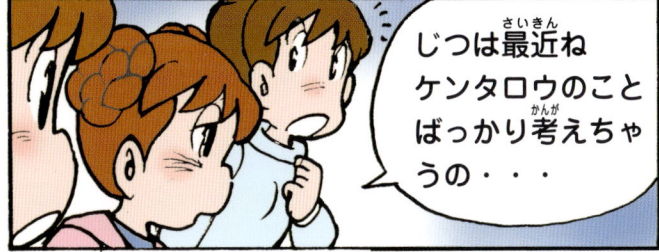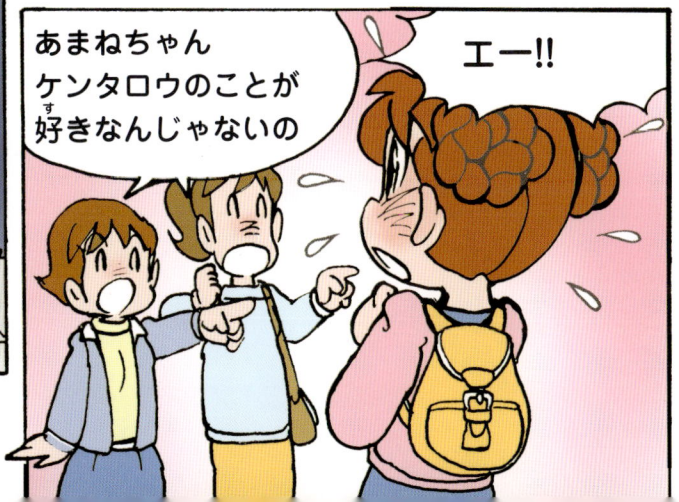

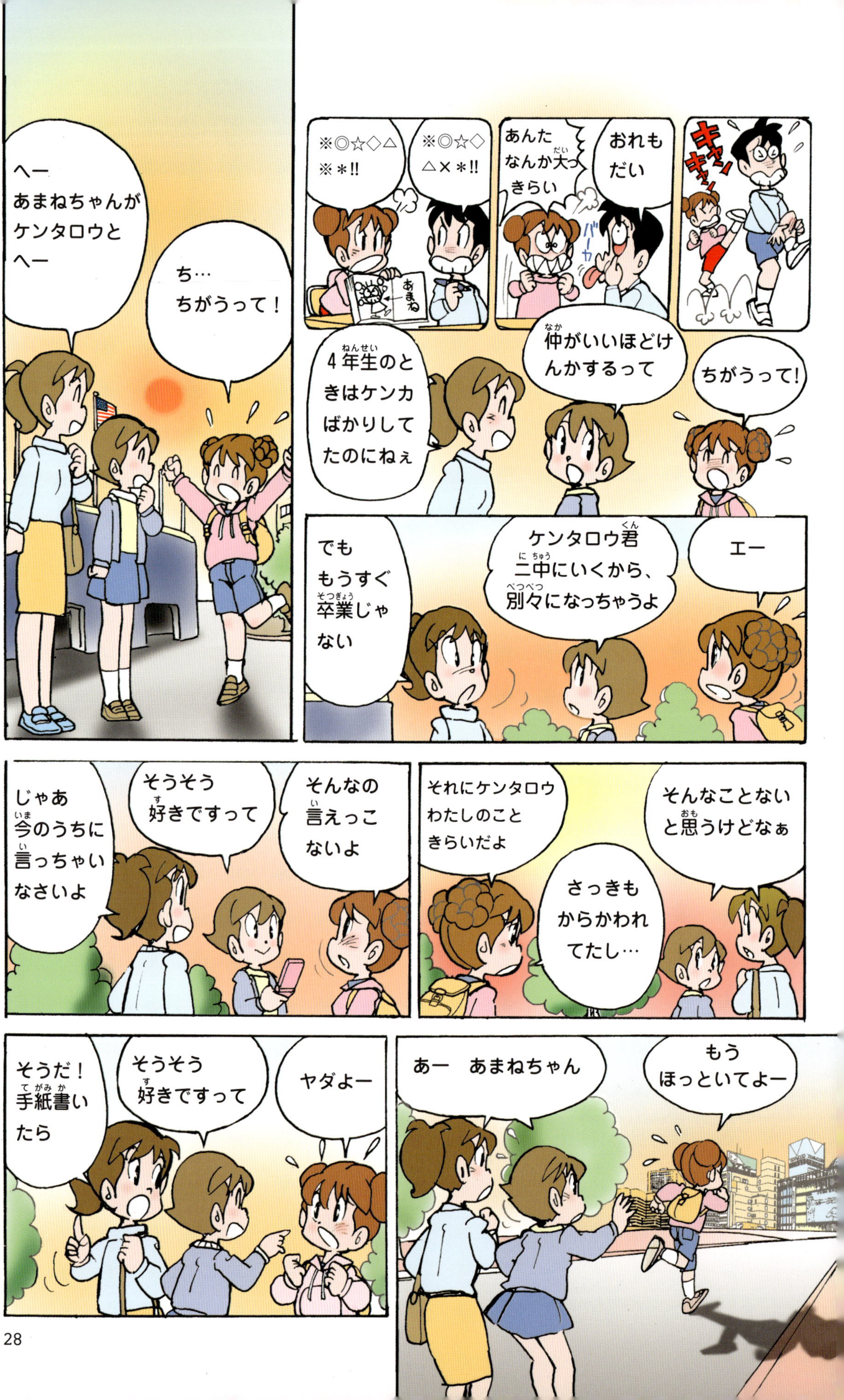

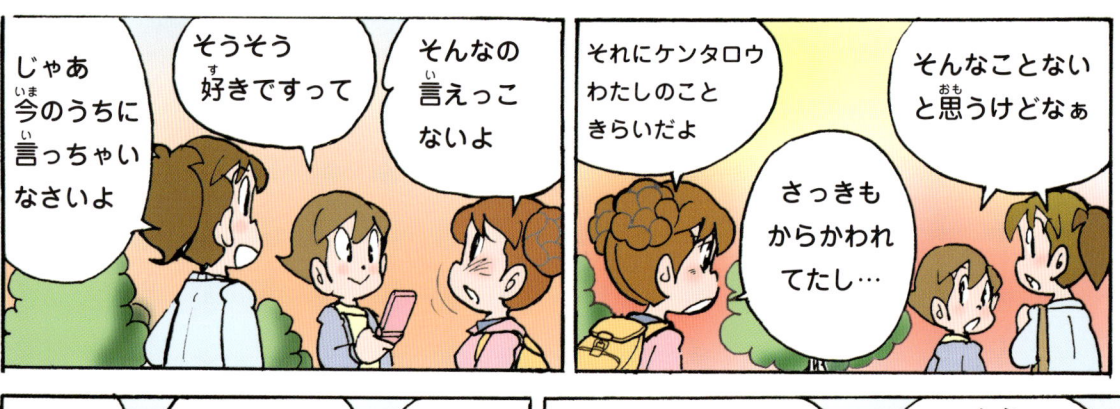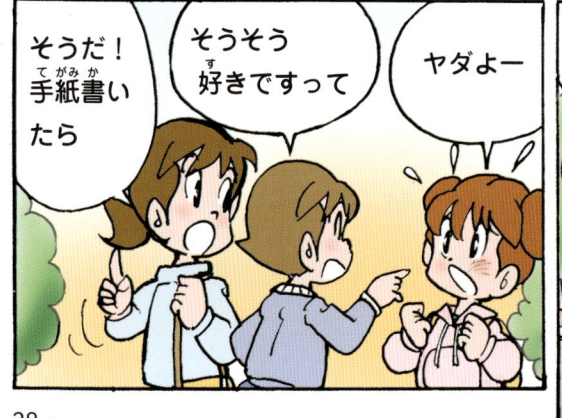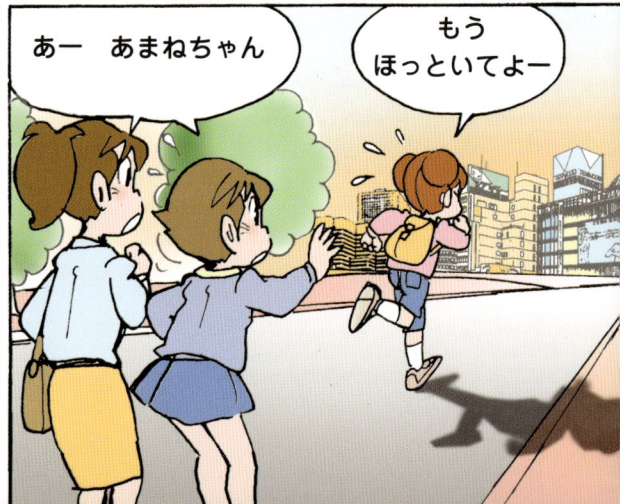

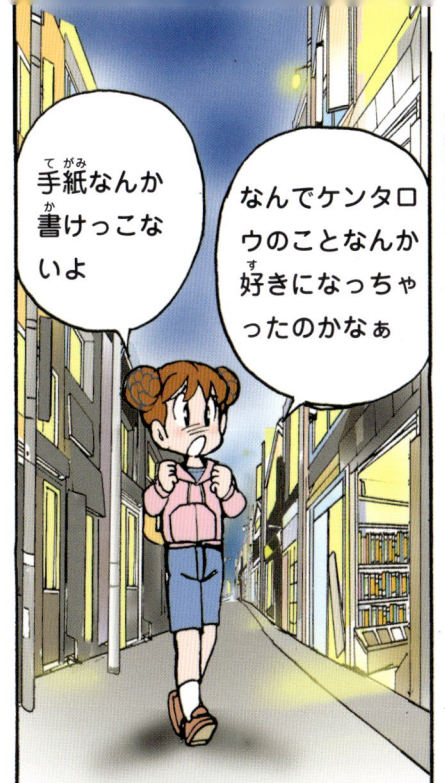
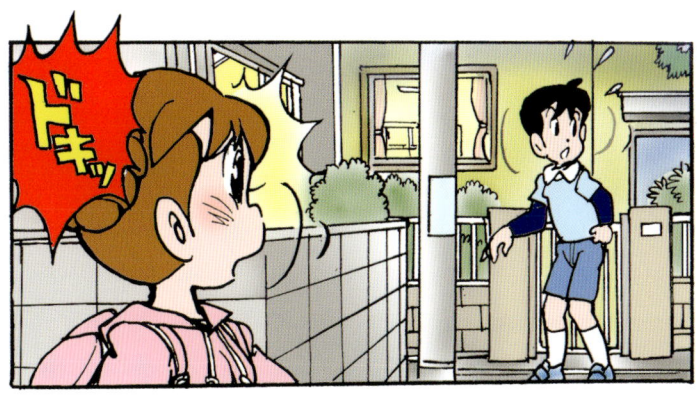
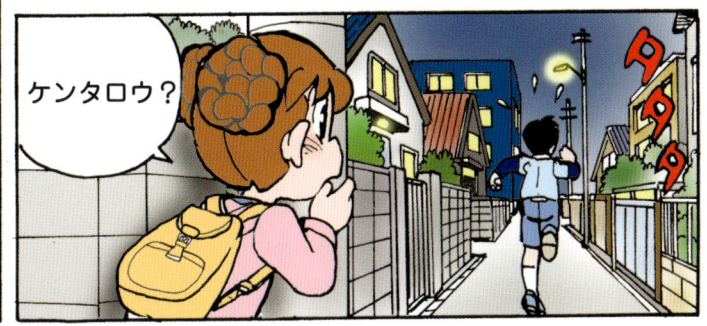
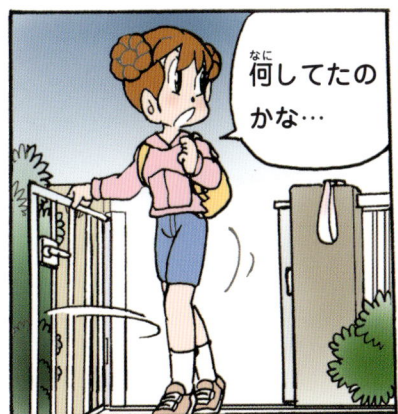
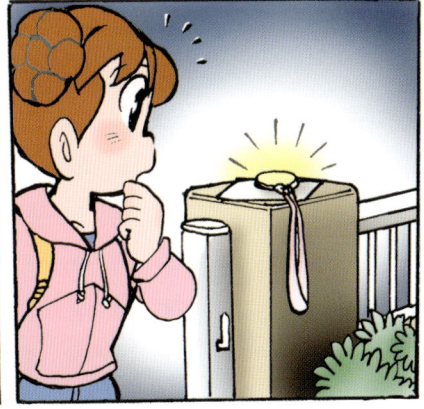
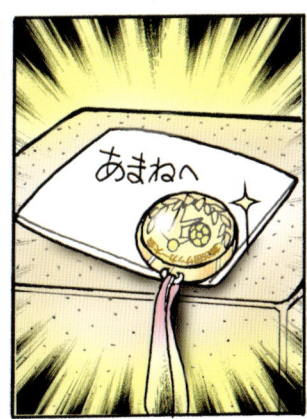
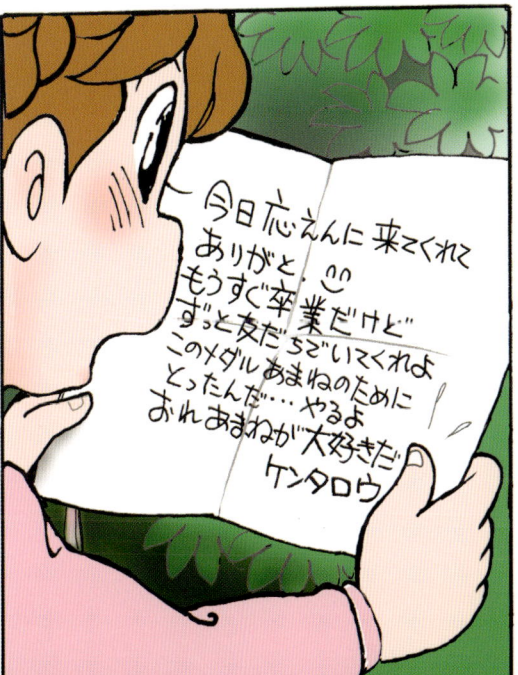
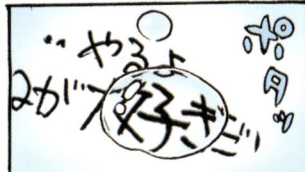
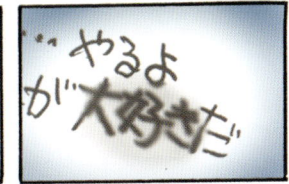
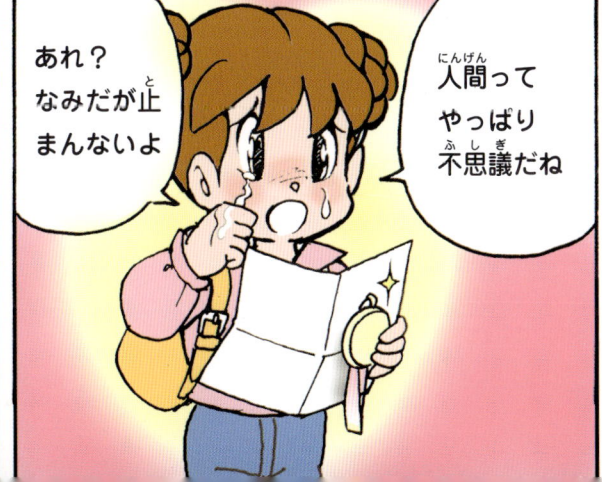

変わり始める体

女の子の体の変化

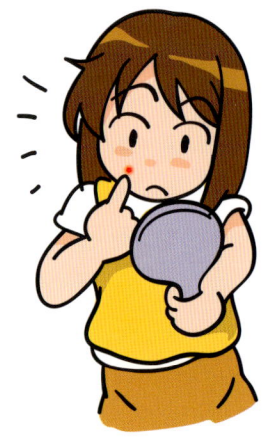
にきびが
できやすく
なります。

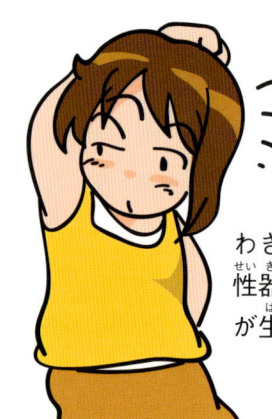
わきの下や
性器のまわりに毛
が生えてきます。

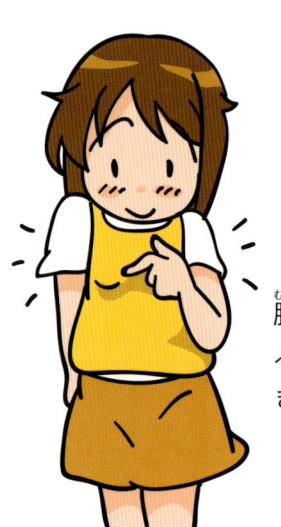
胸が
ふくらんで
きます。

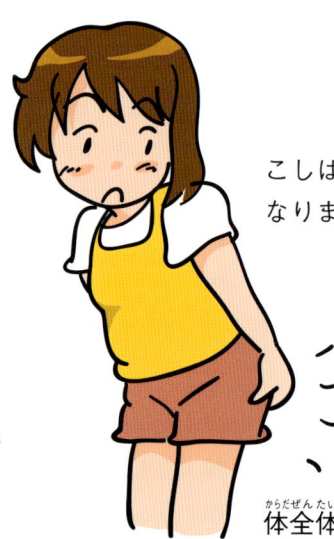
こしはばが広く
なります。

体全体に丸みが出て
きます。

体が大きく変わる成長期

みんなの体は、そろそろおとなになるしたくを始めます。わきの下や性器のまわりに毛が生えてきます。男の子と女の子では、それぞれちがう体の変化が起こります。体の変化はだれにでも起こることですが、いつ起こるかは一人ひとりちがいます。

男の子の体の変化

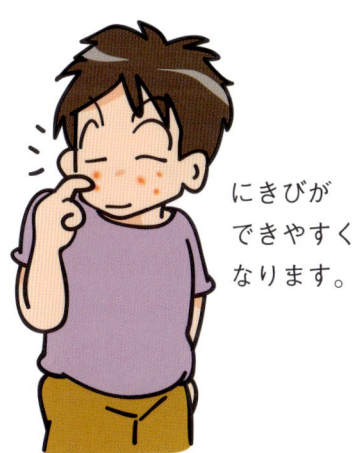

にきびができやすくなります。

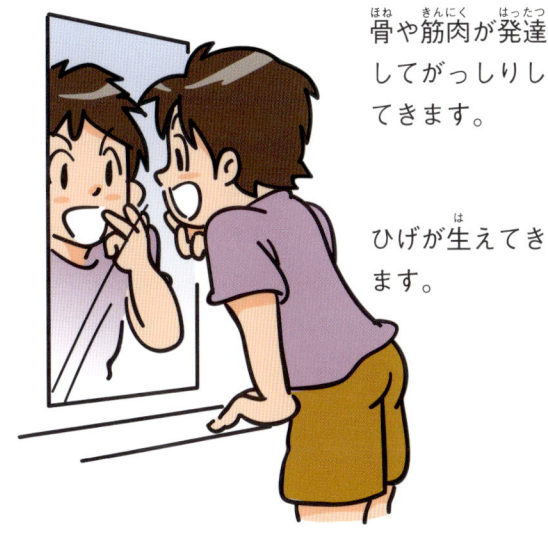

骨や筋肉が発達してがっしりしてきます。

ひげが生えてきます。

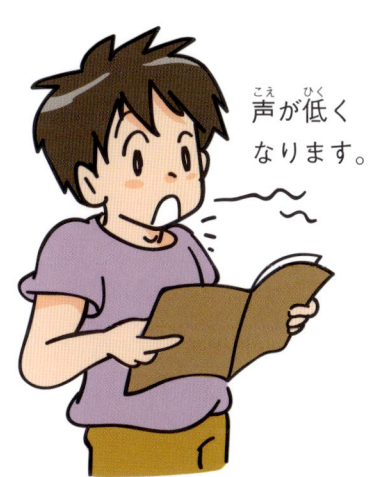

声が低くなります。

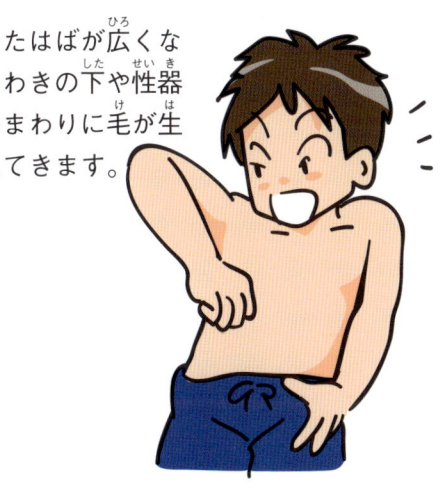

かたはばが広くなりわきの下や性器のまわりに毛が生えてきます。

おとなに近づく体

女の子の体の変化

今まで休んでいた女の子の性器が女性ホルモンによって目を覚まし、子宮の中は赤ちゃんができてもいいように準備を始めます。準備は1か月ぐらいかかってできあがり、赤ちゃんができないと準備したものはいらなくなって体の外に出されます。これが月経。初めての月経を初経と言います。

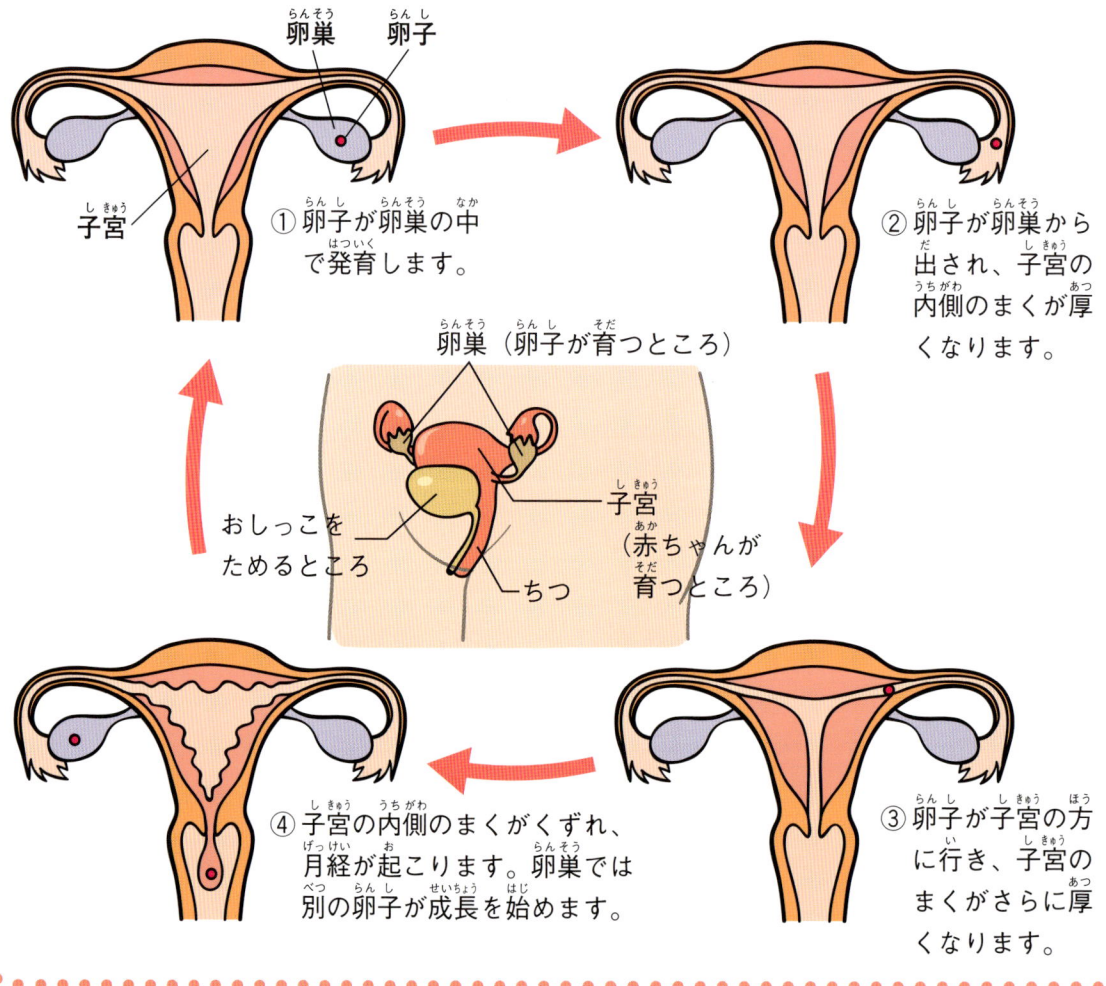

① 卵子が卵巣の中で発育します。

② 卵子が卵巣から出され、子宮の内側のまくが厚くなります。

③ 卵子が子宮の方に行き、子宮のまくがさらに厚くなります。

④ 子宮の内側のまくがくずれ、月経が起こります。卵巣では別の卵子が成長を始めます。

卵巣（卵子が育つところ）
子宮（赤ちゃんが育つところ）
おしっこをためるところ
ちつ

体の中も変わってくるよ！

女の子は「女性ホルモン」によって女性らしく、男の子は「男性ホルモン」によって男性らしくなります。体は見た目だけでなく、体の中も大きく変わっていきます。女の子も男の子も持っている赤ちゃんをつくるための性器が、ホルモンによって活動を始めます。

男の子の体の変化

男の子は男性ホルモンの働きで性器が発達し、精巣で精子がつくられるようになります。やがて「精通」という初めての射精をします。射精とはいんけい（ペニス）がし激されて大きくなり、さらに興奮が高まるとにょう道から精子が混ざった精液が飛び出すことを言います。

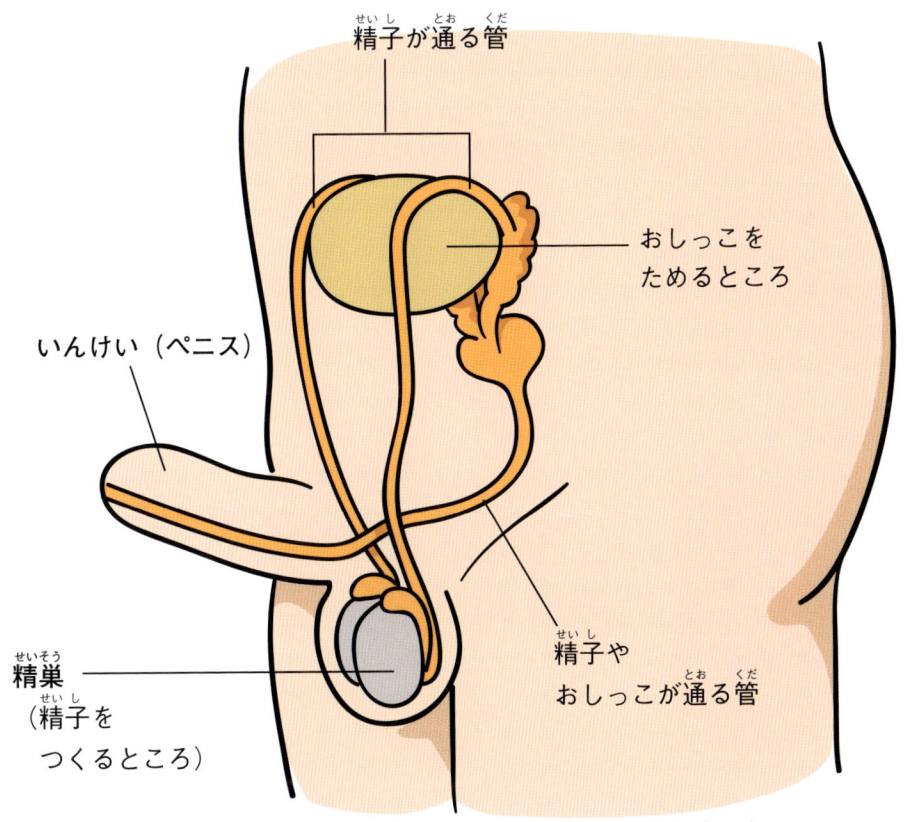

※射精のとき、いんけいはかたくなり、上を向きます。

心も変わり始める

クラスのあの子が気になる…

ホルモンは体だけでなく、心も成長させていきます。男の子は女の子、女の子は男の子のことがどんどん気になっていくのは、ホルモンが働いているから。おたがいに、はずかしいと思いながらも、少しドキドキするのは自然なことです。

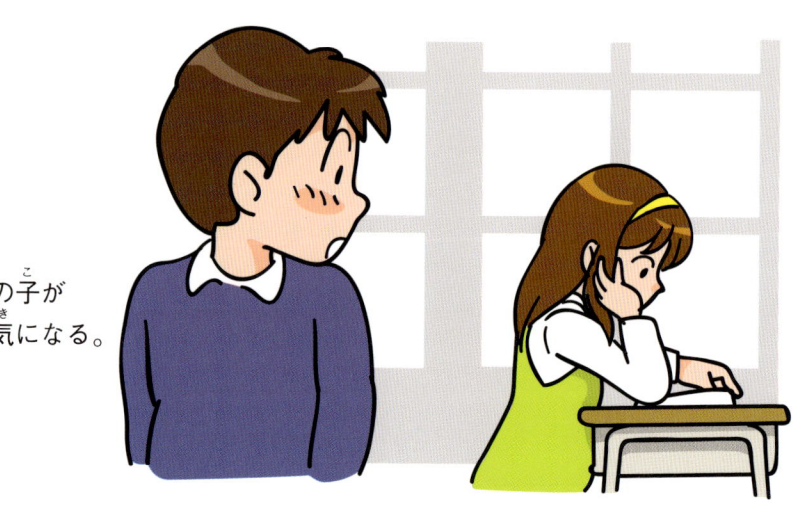

女の子が気になる。

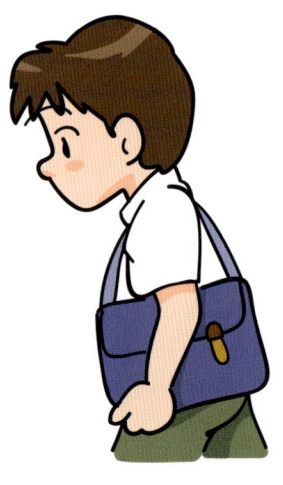

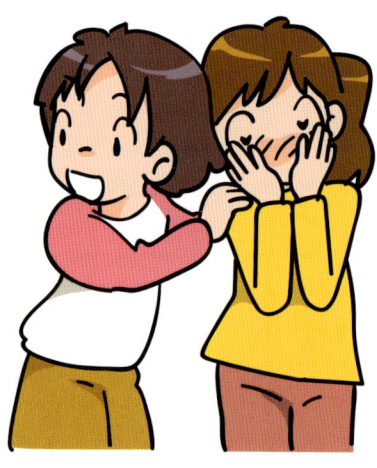

話したいけどはずかしい。

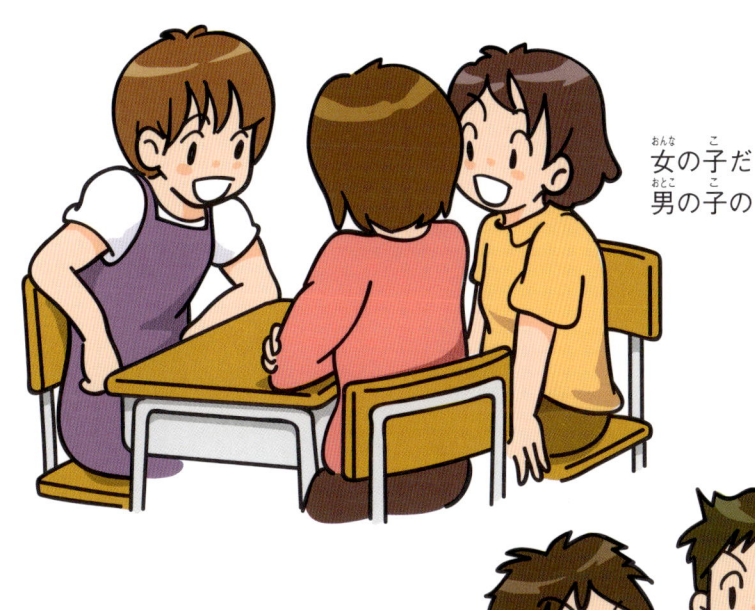

女の子だけで集まって、
男の子のうわさ話をする。

女の子と男の子で
張り合う。

よくわからないけどムカムカする！

　訳がわからずイライラしたり、おとなのちょっとした一言にムカッとしたりするのは、心がおとなへと成長しているあかし。例えば、「自分のことは自分で決めたい！」と思うこともそうです。

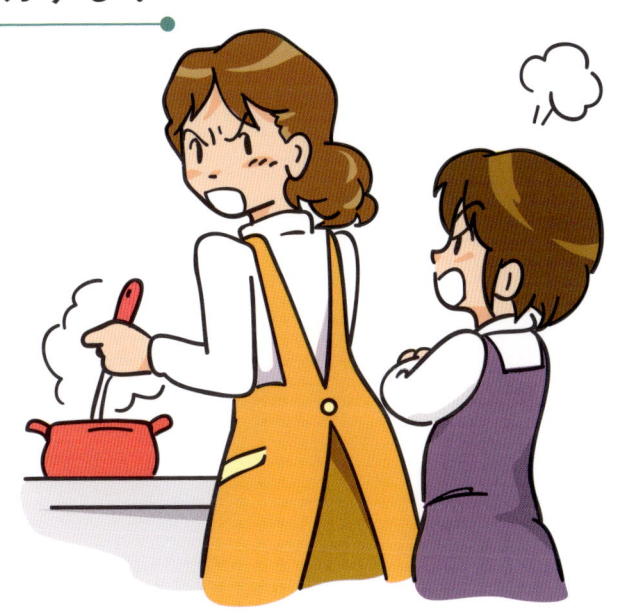

心の成長

心はどのように変わっていく？

体と同じように、心もどんどんと成長していきます。体がおとなになっていくのに心が追いつかないような、不安定な気持ちになることもあります。自分のまわりのことが今までよりわかって、友だちともっといろいろなことを話すようにもなります。そんな心の成長にかかわるのが、感情、社会性、思考力です。

感情　喜びや悲しみ、いかりなど

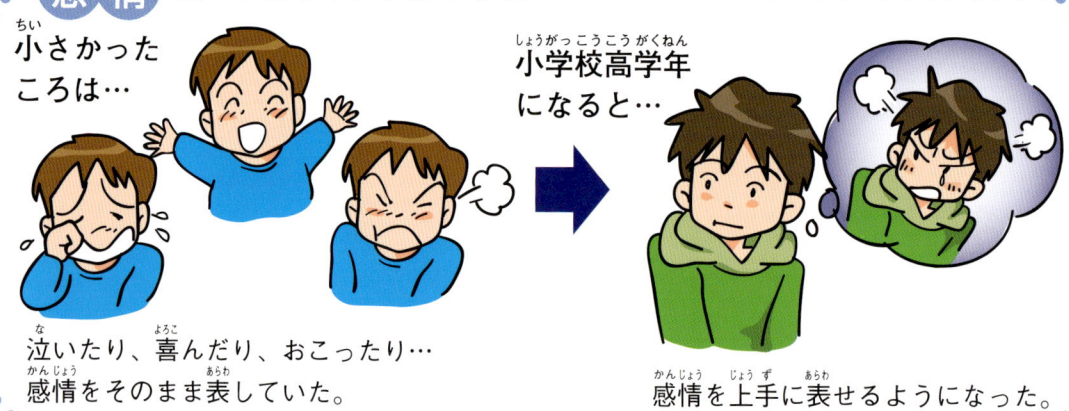

小さかったころは…
泣いたり、喜んだり、おこったり…
感情をそのまま表していた。

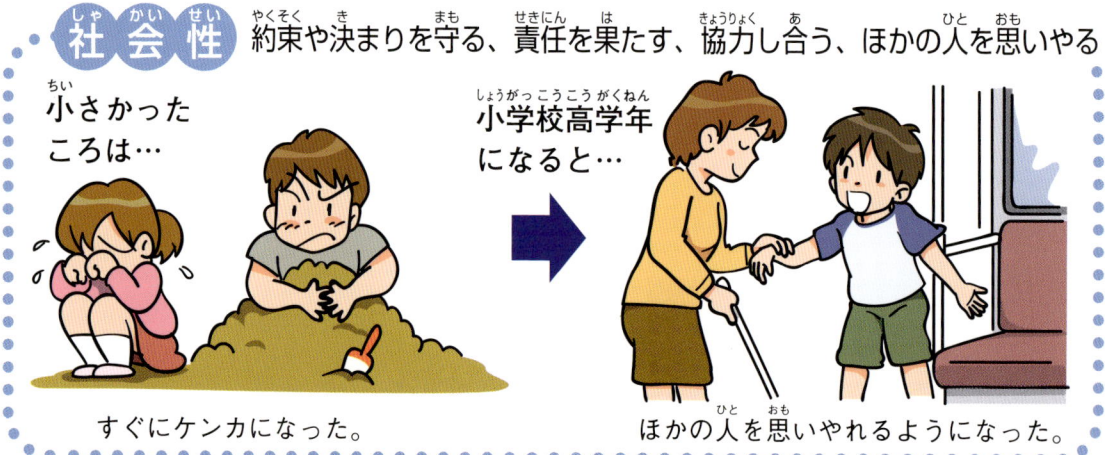

小学校高学年になると…
感情を上手に表せるようになった。

社会性　約束や決まりを守る、責任を果たす、協力し合う、ほかの人を思いやる

小さかったころは…
すぐにケンカになった。

小学校高学年になると…
ほかの人を思いやれるようになった。

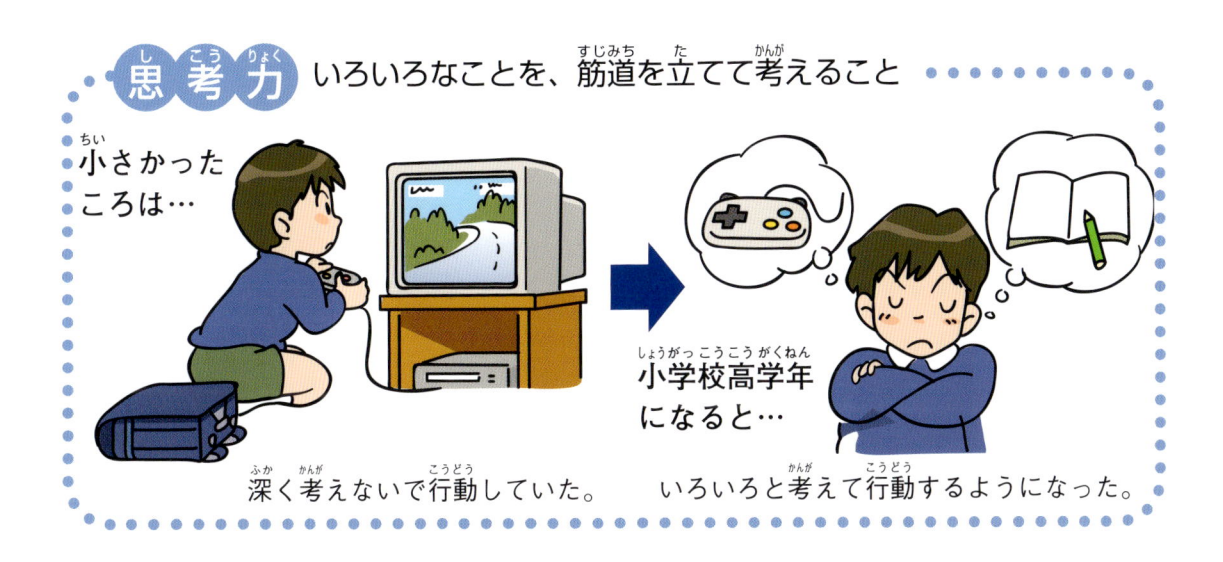

思考力 いろいろなことを、筋道を立てて考えること

小さかったころは…
深く考えないで行動していた。

小学校高学年になると…
いろいろと考えて行動するようになった。

心を豊かに成長させるために

　おうちの人以外のおとなとかかわってみる。海や山の自然に親しむ。家の中でゲームばかりしていないで、外に出てスポーツをする。本をたくさん読む。いろいろな興味を持ったことに、前向きに取り組んでみましょう。

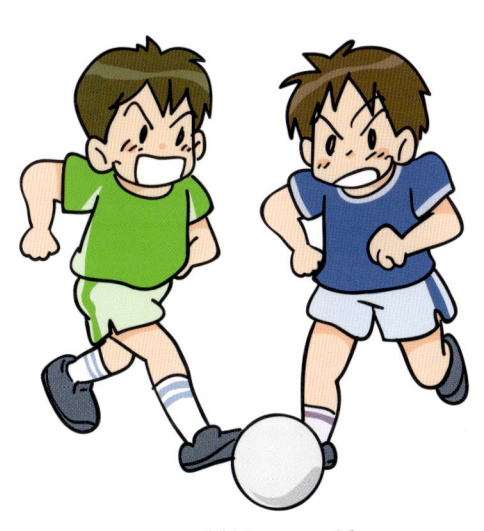

ルールや役割のある遊びやスポーツを通じて

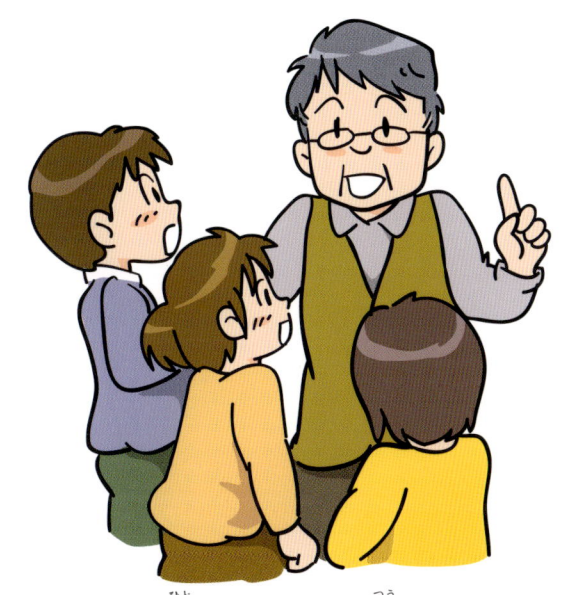

人とのかかわりを通じて

だれにだってある不安やなやみ

増えてくる不安やなやみ

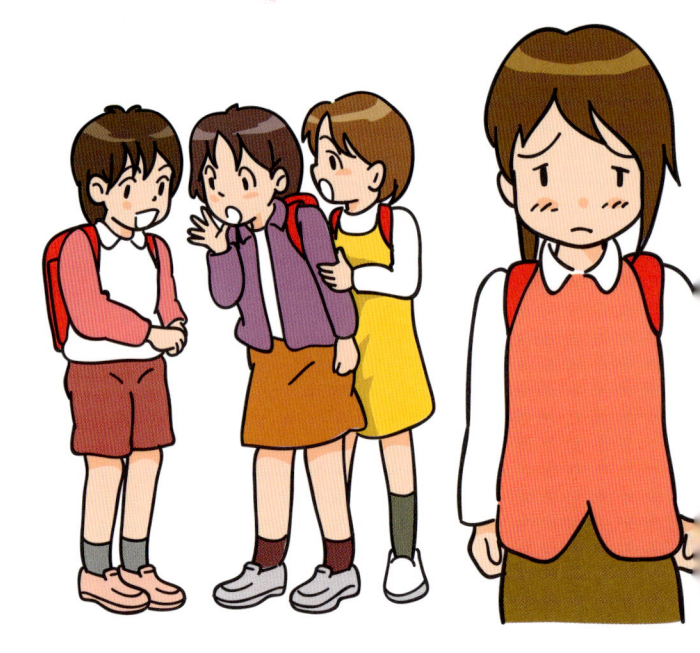

体と心が大きく変化していくころは、思春期といって心が不安定になりやすい時期です。勉強や進路について、また人とのかかわりなどになやむことがよくあります。

小学校5、6年生のなやみ（なやみの種類については複数回答）

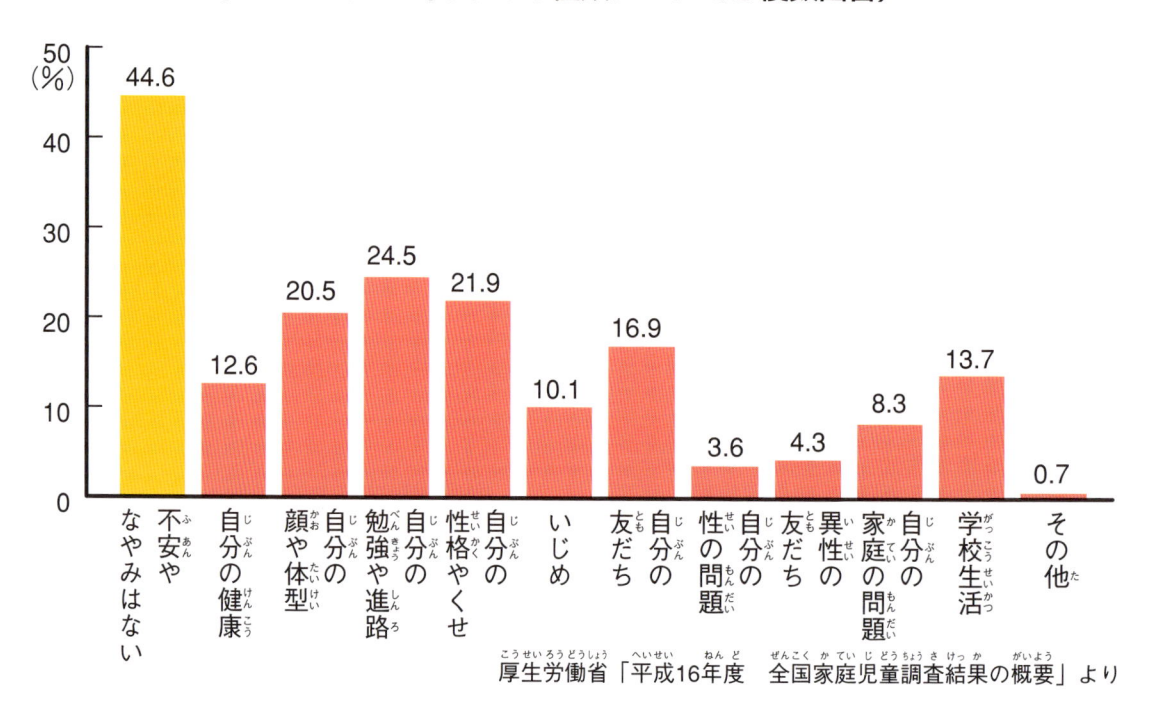

項目	%
不安やなやみはない	44.6
自分の健康	12.6
自分の顔や体型	20.5
自分の勉強や進路	24.5
自分の性格やくせ	21.9
いじめ	10.1
自分の友だち	16.9
性の問題	3.6
自分の異性の友だち	4.3
自分の家庭の問題	8.3
自分の学校生活	13.7
その他	0.7

厚生労働省「平成16年度 全国家庭児童調査結果の概要」より

不安やなやみを乗りこえるために

くよくよとなやむだけでは、何もよくなりません。スポーツをしてあせを流したり、好きな音楽を聞いたりすると、気持ちが軽くなります。また、「この人なら話せる」と思えるおとなや友だちに相談をしてみてもいいでしょう。そうしてなやみを乗りこえることができたら、心がまたひとつ成長したことになります。

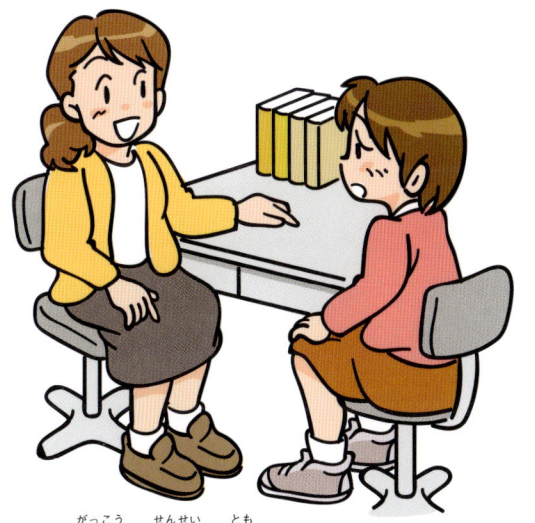

学校の先生、友だち、お父さんやお母さんに相談する。

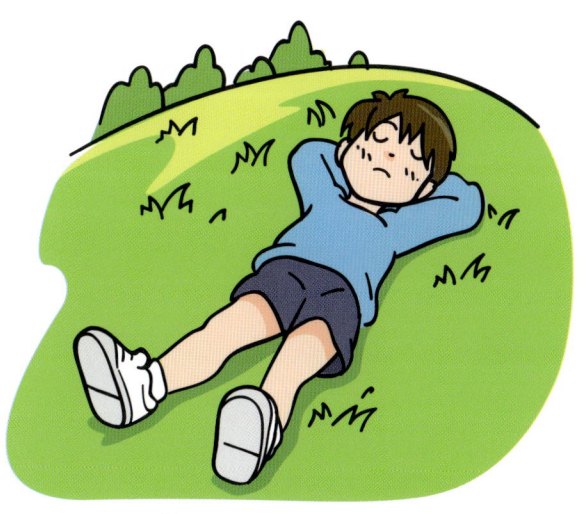

何もしないでぼうっとして、気持ちが静まるのを待つ。

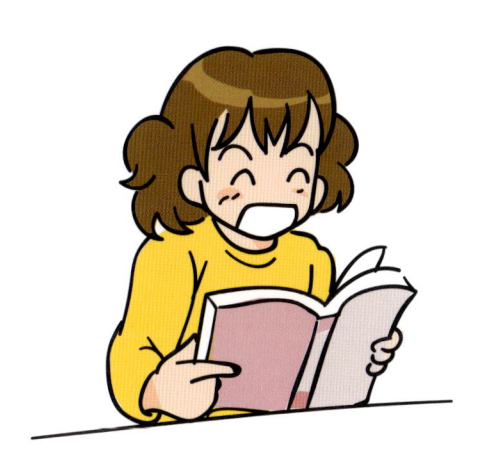

自分の好きなことをして気分を変える。

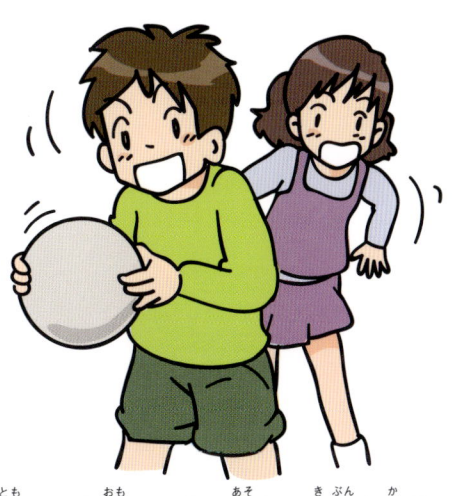

友だちと思いっきり遊んで気分を変える。

子どもからおとなへ

子どもからおとなになるまでの成長過程

　子どもからおとなになるまで、体と心の成長はそれぞれの年れいによって特ちょうがあります。体と心がどんなふうに育ってきたか、また、これからどんなふうに成長していくのかを見てみましょう。

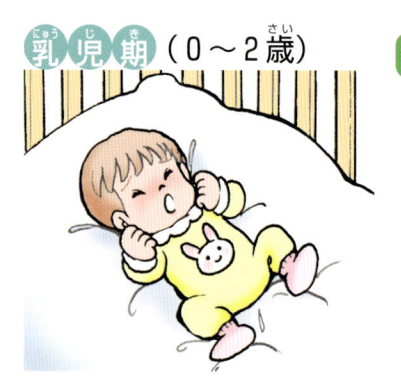

乳児期（0〜2歳）

体の特ちょう
生まれてから1年で体の重さが3倍くらいになり、1歳を過ぎたころから歩きはじめます。

心の特ちょう
最初は泣いたり笑ったりすることで自分の気持ちを表して、少しずつ言葉を覚えます。

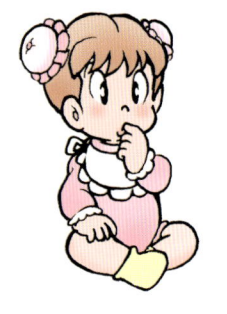

幼児期前半（2〜3歳）

体の特ちょう
頭が大きく、うでと足が短いのが特ちょうです。男の子も女の子も体型があまりちがいません。

心の特ちょう
いろいろな言葉を覚えて話せるようになり、ほかの子といっしょに遊べるようになります。

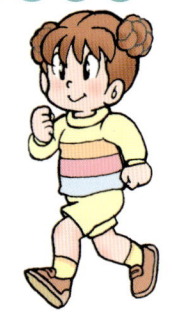

幼児期後半（3〜6歳）

体の特ちょう
うでと足が長くなっていきます。6歳を過ぎるころから、成長が少しゆっくりめになります。

心の特ちょう
少しずつ文字を覚えたり書いたりします。友だちを思いやることができるようになります。

児童期（小学生）

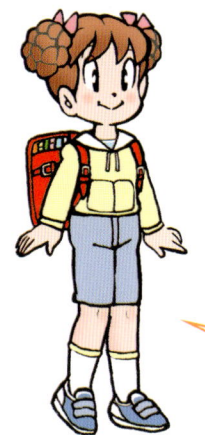

体の特ちょう
児童期の後半になると性器のまわりに毛が生え始め、女の子は女性らしい、男の子は男性らしい体つきに変わり始めます。

心の特ちょう
体つきが変わるにつれて、男の子は女の子を、女の子は男の子のことが気になり始めます。

> あまねちゃんは児童期の終わりごろ。もうすぐ思春期だね。

思春期（中学・高校生）

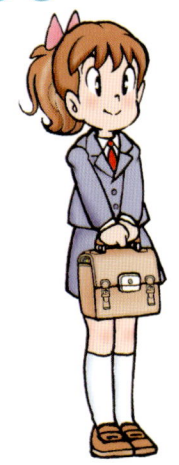

体の特ちょう
さらに女の子は胸やこしがふくらみ、男の子はかたはばが広くなりがっしりとしてきます。

心の特ちょう
親から自立したい気持ちが強くなったり、友だちとの関係などいろいろなことでなやんだりします。

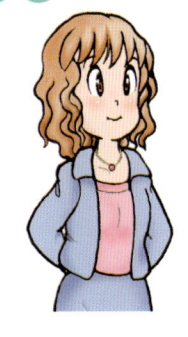

成人期（25歳まで）

体の特ちょう
20歳ごろに体の成長はほとんど終わりますが、筋肉は運動することで発達します。

心の特ちょう
おとなになってからも、結こんして親になっても、心はずっと成長を続けていきます。

夢の

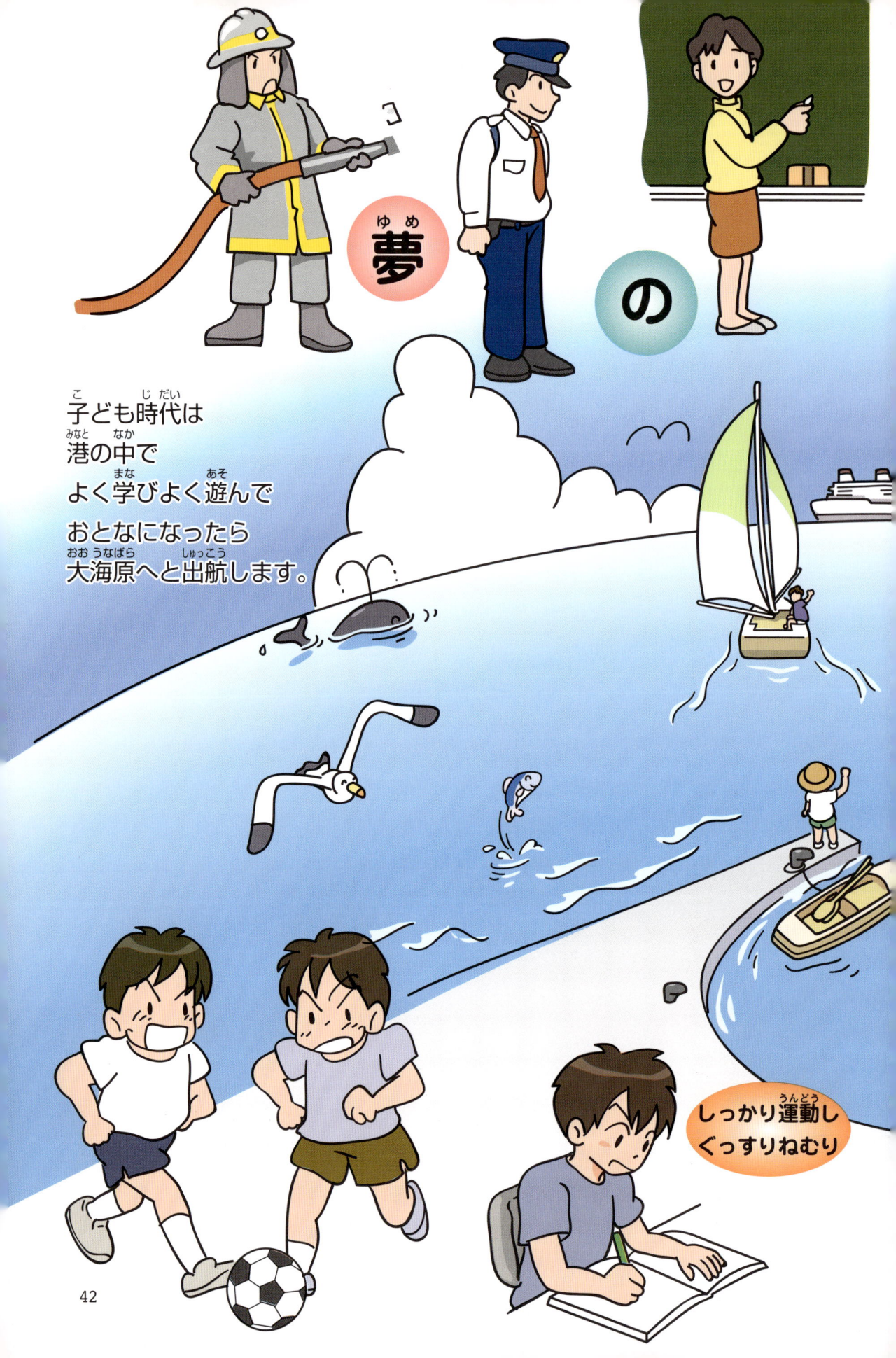

子ども時代は
港の中で
よく学びよく遊んで
おとなになったら
大海原へと出航します。

しっかり運動し
ぐっすりねむり

実

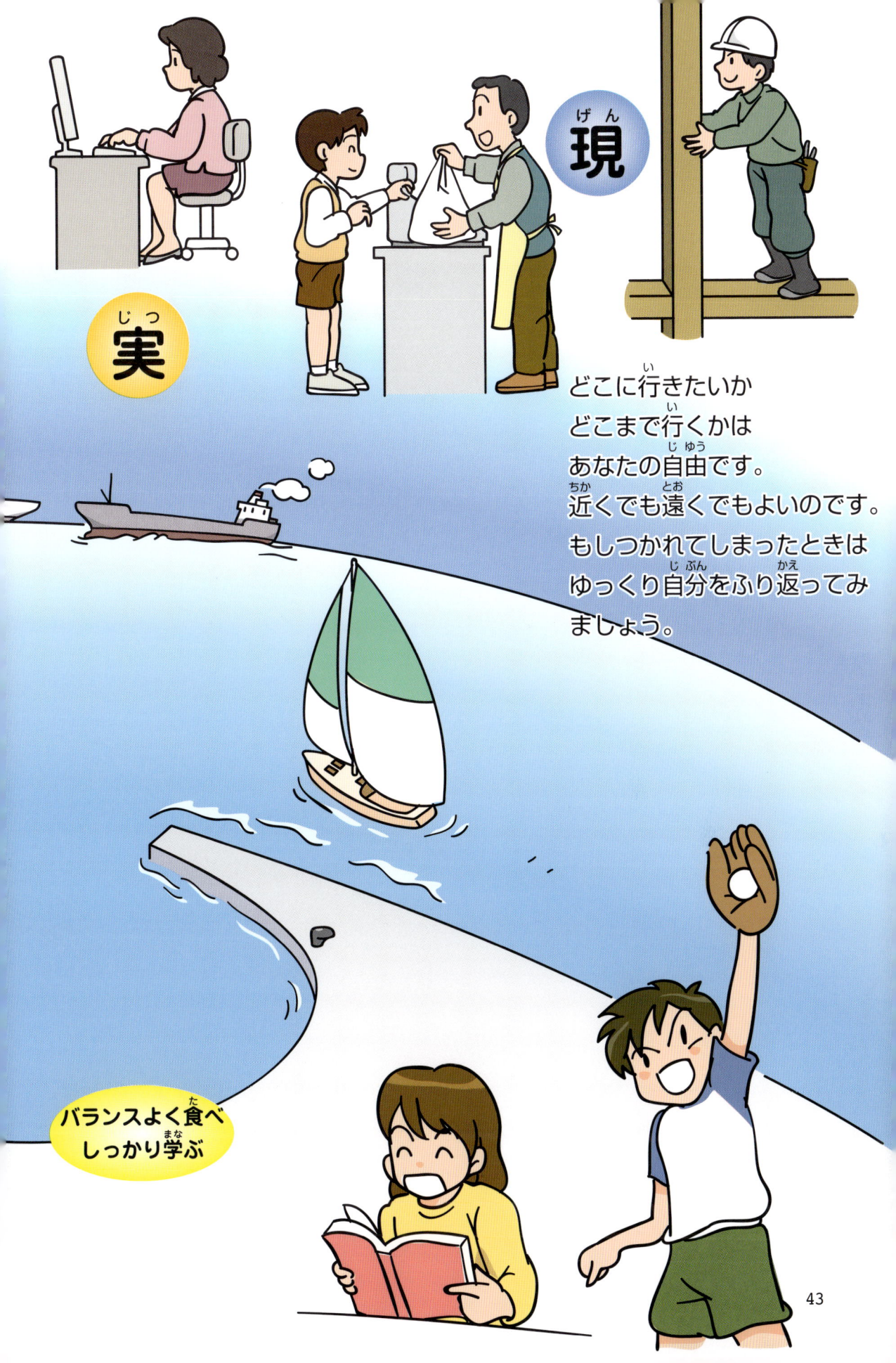

現

どこに行きたいか
どこまで行くかは
あなたの自由です。
近くでも遠くでもよいのです。
もしつかれてしまったときは
ゆっくり自分をふり返ってみ
ましょう。

バランスよく食べ
しっかり学ぶ

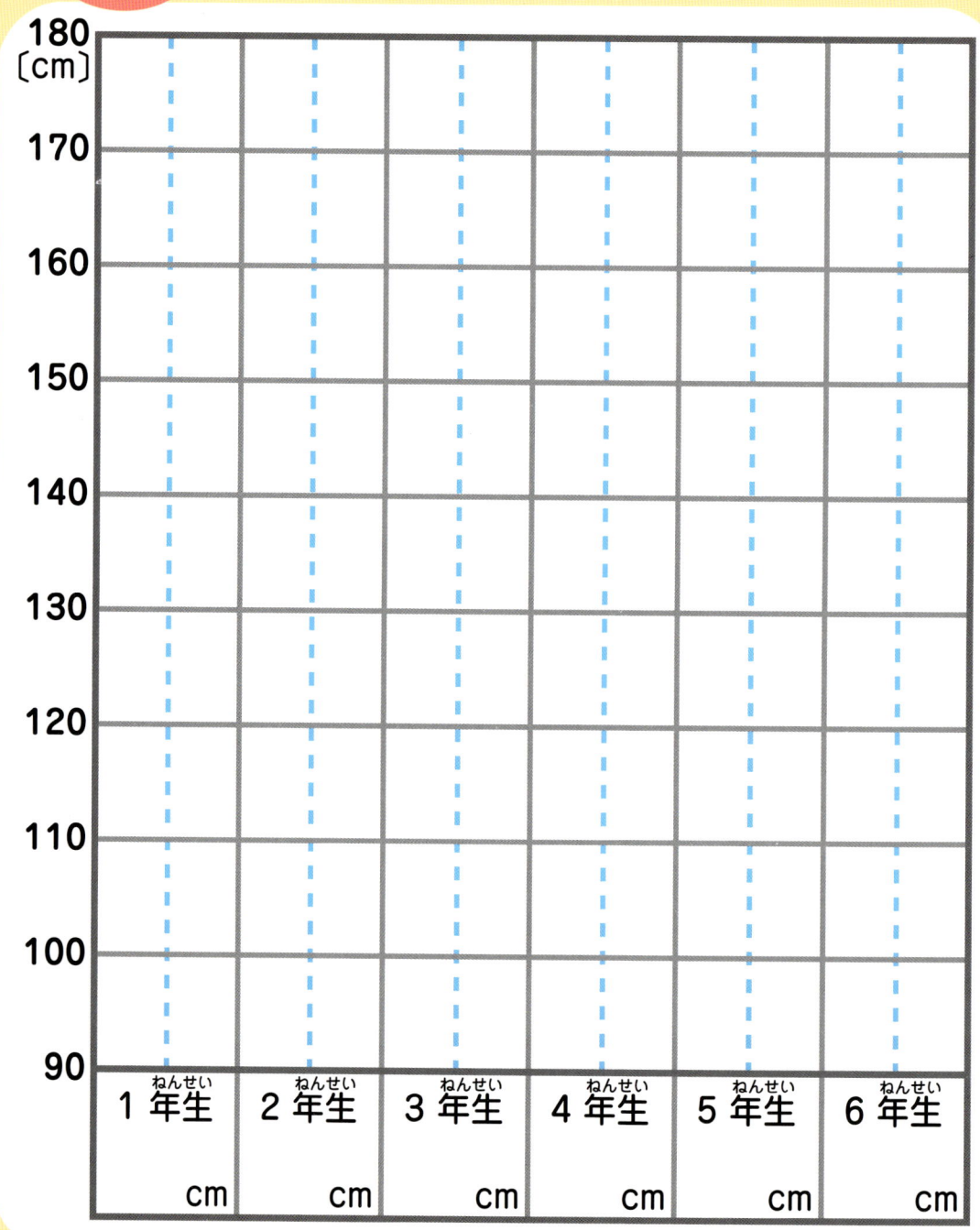

付録

すくすく記録シート

身長

(cm)	1年生	2年生	3年生	4年生	5年生	6年生
	cm	cm	cm	cm	cm	cm

(縦軸: 90〜180 cm)

コピーして使ってね！

体重

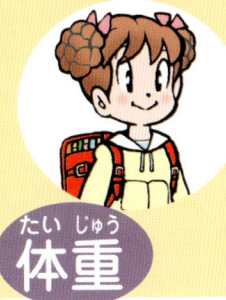

年　組　名前

1年生ではかったころより
どれくらい大きくなったかな？
身長と体重を記録していこうね。

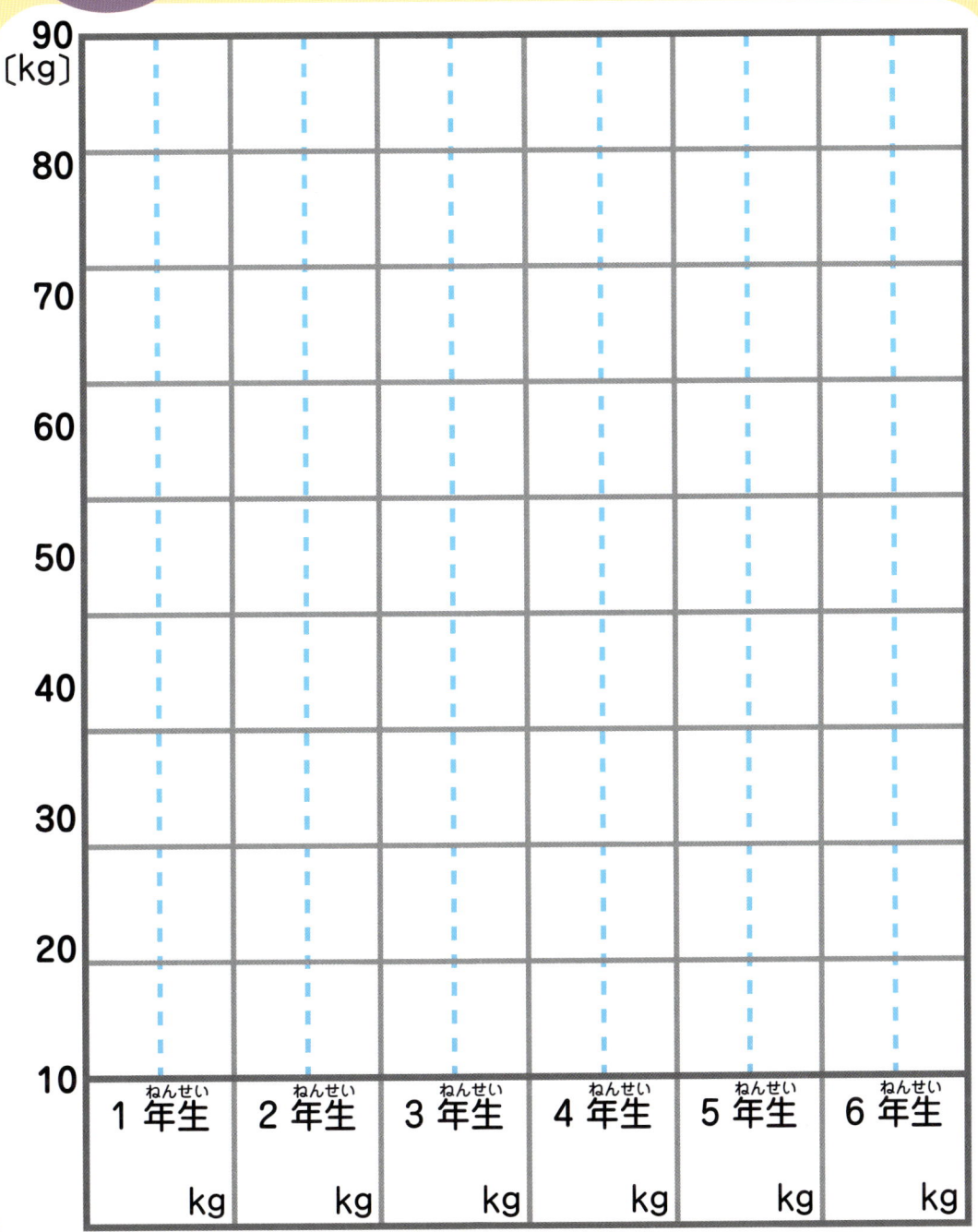

	1年生	2年生	3年生	4年生	5年生	6年生
	kg	kg	kg	kg	kg	kg

(グラフ：10〜90 kg)

コピーして使ってね！

あとがき

　この書籍セット『こども健康ずかん』のねらいは、「子どもたちが生涯にわたってイキイキと過ごしていくのに不可欠な健康について、自分で楽しく好奇心を持って深く学び、毎日の生活に生かし実践できること」にあります。4巻の各書籍は、小学校3、4年生以上の保健の教科書に対応した内容になっています。また、教科書だけでは伝えきれない大切な内容を、わかりやすいようにマンガやイラストを多用して子どもたちが自ら興味、関心を持ち、意欲的に深く学び取ることができるようにするとともに、頭でわかっているだけでなく、日々の生活に生かし実践していくことができるようにしています。

　この書籍『すくすく育つ』では、読み進めていくと、児童期の最も大切な身体と心の成長について学び、すくすく育つための生活の工夫改善と実践を促すようになっています。

　生涯にわたって健康を守るための知識と知恵を学べるこの『こども健康ずかん』をぜひ活用して、できるだけ早期に子どもたちが毎日を元気にイキイキと過ごしていけるようにしてほしいと思います。

　　　　　　　　　　　　　　　　　　　　　　大津　一義

さくいん

あ行

- アキレス腱 …………………25
- いんけい …………………33
- 運動 ………………10, 12, 13, 25
- 栄養 ……………………16, 17
- エネルギー量 ………………17
- オスグッド病 ………………15
- 男の子の体の変化 ………31, 33
- 女の子の体の変化 ………30, 32

か行

- カルシウム ………………16, 18
- 感情 ……………………36
- 関節 ……………………14, 22
- 胸骨 ……………………22
- 胸椎 ……………………22
- 筋肉 ……………………12, 19, 24
- 脛骨 ……………………23
- 頸椎 ……………………22
- 月経 ……………………32
- 肩甲骨 …………………23
- 後背筋 …………………25
- 心の成長 ………34, 35, 36, 37, 39
- 骨折 ……………………18
- 骨そしょう症 ………………18
- 骨密度 …………………18

さ行

- 鎖骨 ……………………22
- 座骨 ……………………23
- 三角筋 …………………24
- シーバー病 ………………14
- シエスタ …………………21
- 子宮 ……………………32
- 思考力 …………………36, 37
- 思春期 …………………38, 41
- 膝蓋骨 …………………23
- 膝蓋靭帯 ………………25

- 児童期 …………………41
- 社会性 …………………36
- 射精 ……………………33
- 尺骨 ……………………22
- 上腕骨 …………………22
- 食事 ……………………10, 11, 16
- 食事バランスガイド ………17
- 初経 ……………………32
- 女性ホルモン ………………32, 33
- 身長 ……………………8, 9
- すいみん ………………10, 11, 20
- すいみん時間 ………………21
- スポーツ障害 ………………13, 14
- 精液 ……………………33
- 生活習慣 …………………10
- 性器 ……………………32, 33, 41
- 精子 ……………………33
- 成人期 …………………41
- 精巣 ……………………33
- 成長 ……………10, 11, 12, 16, 19, 21
- 成長期 …………………31
- 成長曲線 …………………8, 9
- 成長痛 …………………19
- 成長なん骨 ………………19
- 成長なん骨帯 ………………16
- 成長ホルモン ………………13
- 精通 ……………………33
- 全脛骨筋 …………………25
- 仙骨 ……………………23
- 僧帽筋 …………………24

た行

- 大胸筋 …………………24
- 体重 ……………………8, 9
- 大腿骨 …………………23
- 大腿四頭筋 ………………25
- 大腿二頭筋 ………………25
- 大臀筋 …………………25
- 体内時計 …………………20

- 男性ホルモン ………………33
- 恥骨 ……………………23
- ちつ ……………………32
- 腸骨 ……………………23
- 適正体重 …………………9
- 頭蓋骨 …………………22
- 橈骨 ……………………23

な行

- なやみ …………………38, 39
- 乳児期 …………………40
- にょう道 …………………33
- 脳 ………………………20

は行

- 早起き …………………11, 21
- 早ね ……………………11, 21
- 腓骨 ……………………23
- 尾骨 ……………………23
- ヒラメ筋 …………………25
- 昼ね ……………………21
- 腹直筋 …………………25
- ペニス …………………33
- 骨 ………13, 14, 15, 16, 18, 19, 22
- ホルモン …………………33, 34

や行

- 野球ひじ …………………14
- 幼児期 …………………40
- 腰椎 ……………………23

ら行

- 卵子 ……………………32
- 卵巣 ……………………32
- リトルリーグショルダー ……15
- 肋骨 ……………………22

わ行

- 腕頭骨筋 …………………24

監修　大津　一義（おおつ　かずよし）
保健学博士（東京大学医学部）。
順天堂大学スポーツ健康科学部健康学科・同大学大学院教授。
カリフォルニア州立大学健康科学部客員教授（1992年）。
専門は、健康教育学、学校保健学、ヘルスカウンセリング。

〈参考文献〉
『ジュニア期のスポーツ障害と予防』奥脇透著　少年写真新聞社
『生活と健康といのち』川畑徹朗著　学習研究社
『人体そのしくみと、はたらき』スティーブ・パーカー作・横畠徳行監修　ジョバンニ・カエリ他絵　赤城勝雄、河野純三訳　評論社
『学習図鑑　からだのかがく　いのち』ルーファス・ベラミー著　細谷亮太監修　ほるぷ出版
『ふしぎ・びっくり　こども図鑑　からだ』阿部和厚監修　学習研究社
『スポーツ障害から子どもを守る本』高澤晴夫監修　世界文化社
「おとなになるということ」2008年度版　河野美代子監修　花王

『こども健康ずかん』サポートサイトはこちら
http://www.schoolpress.co.jp/book/kodomokenko/support.htm
書籍におさまりきらないプラスαの情報をお届けします。

すくすく育つ

2009年2月15日	第1刷発行
監　　修	大津　一義（順天堂大学大学院教授）
企画・校閲	保健ニュース編集部
編集・制作	株式会社　パルスクリエイティブハウス
	本文・表紙デザイン　福島　みか
	DTP制作　橋村　浩
	編集　安永　敏史
執　　筆	小林　雅子
本文イラスト	片庭　稔
マ ン ガ	もちつき　かつみ
発 行 人	松本　恒
発 行 所	株式会社　少年写真新聞社
	〒102-8232　東京都千代田区九段北1-9-12
	TEL 03-3264-2624　FAX 03-5276-7785
	URL http://www.schoolpress.co.jp/
印 刷 所	図書印刷株式会社
	©Shonen Shashin Shimbunsha 2009
	ISBN978-4-87981-286-5 C8637

本書の無断転載を禁じます。乱丁・落丁本はお取り替えいたします。定価はカバーに表示してあります。